Lam Kam Chuen

# Walking Qi Gong

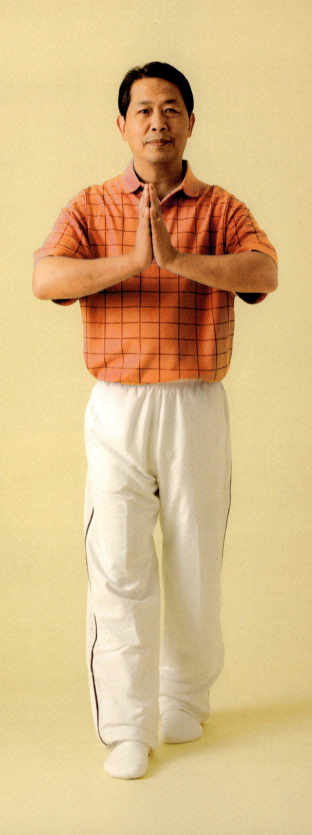

Lam Kam Chuen

# Walking Qi Gong

Schritt für Schritt
zu innerer Ruhe
und Kraft

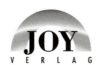

Bibliografische Information der Deutschen Bibliothek:
Die Deutsche Bibliothek verzeichnet diese Publikation in der
DeutschenNationalbibliografie; detaillierte bibliografische Daten
sind im Internet über http://dnb.ddb.de abrufbar.

First published in Great Britain in 2006
by Gaia Books, a division of Octopus Publishing Group Ltd
2–4 Heron Quays, London E14 4JP

Copyright © Octopus Publishing Group 2006
Text copyright © Master Lam 2006

Deutsche Erstausgabe
© 2006 by Joy Verlag GmbH, Oy-Mittelberg

Auflage 4 3 2 1
Jahr 2009 2008 2007 2006

ISBN 3-928554-56-5
      978-928554-56-5

Alle Rechte vorbehalten. Dies gilt auch für Vervielfältigungen,
Übersetzungen, Mikroverfilmung und für die Verarbeitung mit
elektronischen und digitalen Systemen.

Übersetzung: Martin Rometsch
Umschlaggestaltung: Bridget Morley/Michael Epperlein
Satz: Michael Epperlein, Biberach a. d. Riß
Gesetzt aus der Minion 11 Punkt

Printed an bound in China

Gerne senden wir Ihnen
unser Bücherverzeichnis!

Joy Verlag GmbH
Hornweg 11
D-87466 Oy-Mittelberg
Tel.: (+49) (0) 83 66-98 86 10
Fax: (+49) (0) 83 66-98 41 92
E-Mail: postbox@joy-verlag.de
www.joy-verlag.de

千里之行
始于足下

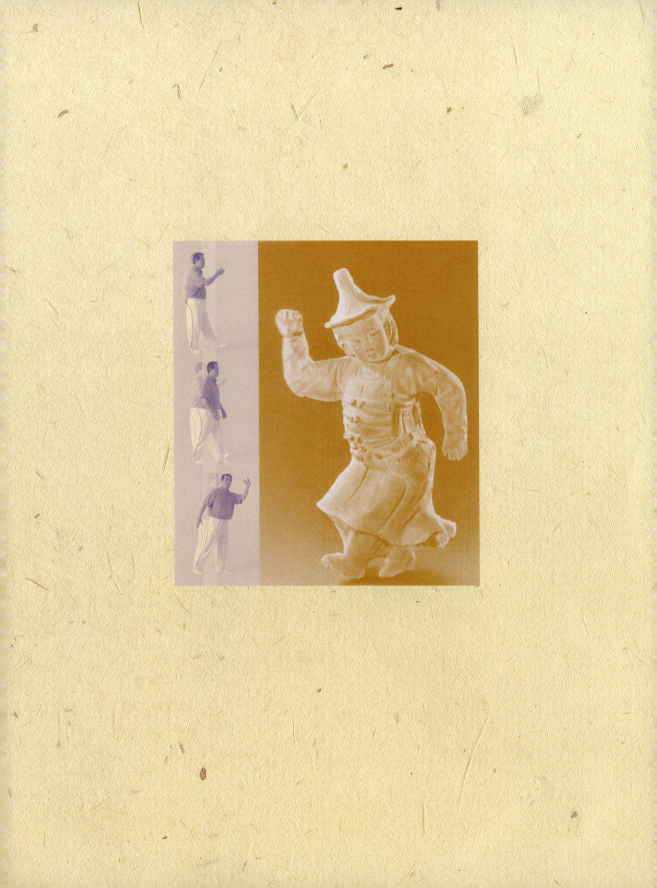

# Inhalt

- 8 **Der Ursprung von Walking Qi Gong**
- 10 Qi Gong
- 14 So benutzen Sie dieses Buch
- 16 Der Pfau öffnet seinen Fächer

- 22 **Teil 1**
  **Die Atmung – der innere Ofen**
- 26 Die natürliche Atmung
- 34 Die umgekehrte Atmung
- 42 Wie oft üben?

- 44 **Teil 2**
  **Das Fundament bauen**
- 48 Die Kräftigung der Beine
- 50 Das Training der Muskeln
- 52 Sekundäre willkürliche Bewegungen
- 56 Wu Qi
- 58 Lernen Sie Ihre Mitte kennen
- 60 Das Fußkreisen

- 62 **Teil 3**
  **Die Kräfte der sechs Richtungen**
- 66 Auf und ab
- 68 Links und rechts
- 70 Vorwärts und rückwärts

- 72 **Teil 4**
  **Auf die Schritte achten**
- 76 Der Kranich
- 82 Mo Ca – der Eisschritt
- 88 Der Spatenschritt
- 94 Der Bär
- 98 Seitwärtsschritte

- 104 **Teil 5**
  **Das Spektrum des Gehens**
- 108 Der umgekehrte Gang der Unsterblichen
- 112 Der sorglose Gang der Taoisten
- 116 Der Vorwärtsgang der Buddhisten
- 120 Der stationäre Gang der Ärzte
- 124 Der Xing-Yi-Gang der Kampfkünstler
- 128 Der sichere Gang der Seefahrer
- 132 Das Marschieren der Soldaten
- 136 Das Gehen im Kreis der Großen Vollendung (Da Cheng Chuan)

- 140 **Schlusswort**
- 142 Register
- 144 Danksagungen

# Der Ursprung von Walking Qi Gong

*Um im Leben etwas zu erreichen,
brauchen wir Energie.*
Guan Tse, Philosoph der chinesischen
Frühzeit

Die Wunder der modernen Wissenschaft und Technik haben unser Leben verändert. Aber unser Leben wird auch von Chaos und vollen Terminkalendern geprägt. Angst und Verspannungen sind heute weit verbreitet, und wir leiden trotz aller Errungenschaften unter größerem Stress als unsere Ahnen.

Ruhe und Frieden sind selten geworden. Immer mehr Menschen erkennen das und wenden sich dem Osten zu, wo man auf ein harmonisches Leben größeren Wert legt. Der Westen entdeckt die alten chinesischen Künste neu, und sie werden allmählich zu einem Bestandteil einer globalen Kultur.

Für die Chinesen war alles, was die Menschen (körperlich, seelisch und geistig) tun, Ausdruck einer dynamischen Energie. Der menschliche Körper gilt als Energiespeicher – ein physisches Vehikel für etwas Größeres. Er gleicht einem See, der größer ist, als seine Ufer vermuten lassen. Die Dynamik der körperlichen Energie bestimmt unser Leben.

Unzählige Jahre lang beobachteten und studierten die alten Chinesen diese Dynamik. Unermüdlich erforschten sie auch das Universum. Der Lohn ihrer Mühe war die Entdeckung des Qi, das zum Pfeiler der östlichen Philosophie wurde.

**Das flüchtige Qi**

Qi ist der Urstoff, aus dem alle Dinge im Kosmos bestehen. Es ist Energie, es ist Lebenskraft, die Essenz von allem. Unser heutiges Wissen über dieses flüchtige, ungreifbare Qi verdanken wir Hunderten von chinesischen Gelehrten, die es im Laufe einiger Jahrtausende erforscht und als universelle Energie identifiziert haben.

Die Lehre vom Qi hat eine weitreichende Bedeutung. In China wird sie in der Medizin, in der Geographie, im Feng Shui (der chinesischen Geomantie), in der Wetterkunde und sogar in der Küche angewandt. Dieses Buch konzentriert sich auf die Wirkung des Qi im Körper.

Der Begriff Qi hat seine eigene Geschichte. Das heutige offizielle Schriftzeichen bedeutet »Atem« oder »Luft«. Deshalb wird Qi Gong oft als Atemübung missverstanden. In Wahrheit will das Wort uns sagen, dass Qi formlos und substanzlos ist wie Luft. Man kann *Qi* auch mit »Aura« übersetzen; aber das ist ebenfalls nur ein Synonym für »Luft«.

Das alte chinesische Schriftzeichen spiegelt ein tieferes Verständnis wider. Es besteht aus zwei Elementen, die einander beeinflussen. Das ganze Zeichen steht für einen Ofen, ein Symbol des Qi (siehe rechts und Seite 24-25).

Qi ist das wahre Gesicht der inneren Kraft aller Dinge. Ein großer alter Baum strahlt unermessliche Kraft und Energie aus. Sein Äußeres ist weder bedrohlich noch gefährlich; dennoch schüchtert er Sie ein, und Sie kommen sich klein vor.

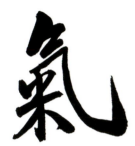

*Oben:* Das moderne Schriftzeichen für »Qi« bedeutet »Luft« oder »Atem«.
Das alte chinesische Zeichen *(rechts)* besteht aus zwei Elementen, die zusammen einen Ofen verkörpern. Das obere Element stellt einen Topf oder Kessel mit zwei Beinen und vielleicht auch einem Griff dar. Die Pinselstriche unten symbolisieren lodernde Flammen, die den Kessel erhitzen.

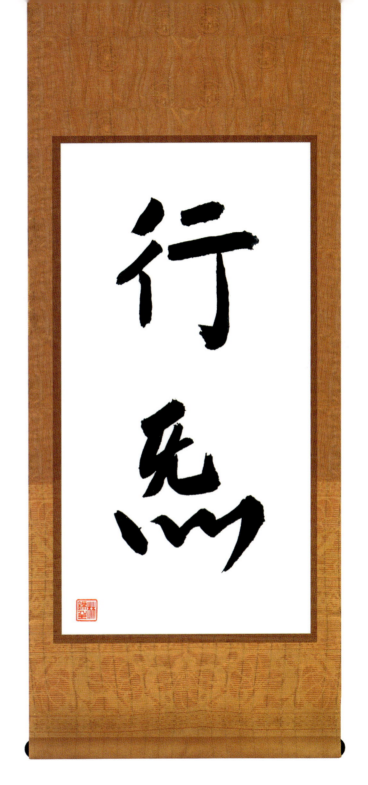

# Qi Gong

Qi ist überall, auch im menschlichen Körper. In China wurde die Energie des Menschen bereits zur Zeit des Gelben Kaisers studiert (man glaubt, dass er um 2690 bis 2590 v. Chr. regierte). Aber in China und anderen Teilen der Welt wird Qi heute noch erforscht.

Wenn Menschen ihre Energie richtig nutzen, können sie auf der körperlichen, seelischen und geistigen Ebene neue Leistungsgipfel erreichen. Es ist eine der größten Errungenschaften der chinesischen Kultur, dass sie uns Wege gezeigt hat, dieses Ziel zu erreichen. Der Name *Qi Gong* bedeutet wörtlich »Wirkung des Qi«. Qi Gong ist eine Methode, den Qi-Fluss im ganzen Körper anzuregen.

Qi fließt durch die feinstofflichen Leitbahnen des menschlichen Körpers und harmonisiert die Lebenskraft. Die Folge ist ein natürliches Gleichgewicht. Qi Gong ist also ein Veränderungs- und Transformationsprozess, der die körperliche und seelische Gesundheit verbessert.

Es gibt viele Qi-Gong-Übungen im Stehen, im Sitzen und im Liegen. Einige simulieren die Bewegungen der Tiere in der Natur. Man unterscheidet auch verschiedene Schulen und Stile, bei denen teils die Gesundheit, teils die spirituelle Entwicklung und teils die Kampfkunst im Vordergrund steht.

Qi Gong wird in vielen Lebensbereichen angewandt und befriedigt verschiedene Bedürfnisse. Die Methoden und Ziele sind zwar teilweise unterschiedlich, aber allen liegt dieselbe Philosophie zugrunde.

**Die Ursprünge**

Wie viele große Künste ist Qi Gong nicht einer einzigen Quelle entsprungen. In einem Labyrinth können Sie einem Faden folgen, um den Ausgang zu finden; aber wenn Sie das mit Qi Gong versuchen, verfangen Sie sich in einem Gewirr von Fäden.

Die Kunst des Qi Gong gleicht einem Fluss, der aus zahlreichen Nebenflüssen entstanden ist. Wenn Sie stromaufwärts schwimmen, finden Sie eine Vielzahl von Quellen. Die wichtigsten sind buddhistische Klöster, taoistische Gelehrte, Kräuterkundige, Ärzte und Kampfkünstler.

**Die Tradition**

Zhan Zhuang (Dscham Dschong gesprochen), das fast ganz auf Bewegungen verzichtet, ist die wirksamste Form des Qi Gong. Es ist ein einzigartiges Übungssystem, das sich ganz auf die inneren körperlichen Vorgänge konzentriert, die es mit ausgeklügelten Stellungen beeinflusst. Zhan Zhuang bedeutet »Stehen wie ein Baum« und lässt sich bis auf das Tao Te Ching von Lao Tse zurückführen. Wie sein Name andeutet, baut es große innere Stärke auf, vergleichbar mit der Kraft eines erwachsenen Baumes.

Außerdem ist Zhan Zhuang Teil eines größeren Übungssystems; es ist die Grundlage vieler verschiedener Kampfkünste, auch des Da Cheng Chuan (»Große Errungenschaft«), das der Großmeister Wang Xiang Zhai geschaffen hat. Durch seine Entdeckungen und Lehren hat er Millionen von Menschen zu besserer Gesundheit verholfen. Professor Yu Yong Nian, einer seiner Schüler, war ursprünglich Zahnarzt.

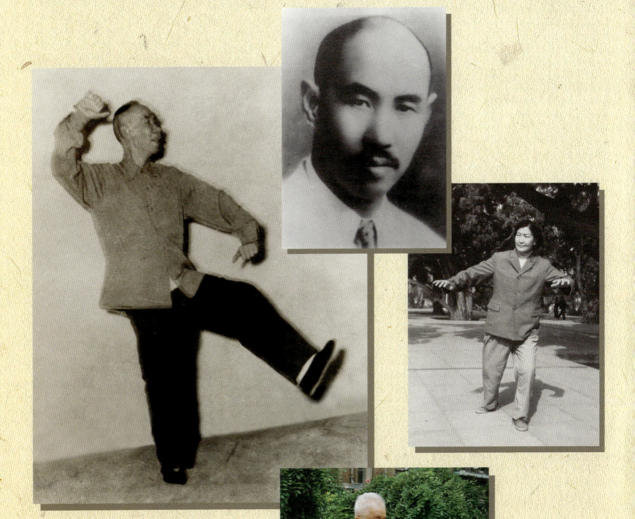

*Oben Mitte und links:*
Der junge Wang Xiang Zhai.
Großmeister Wang bei der Praxis.
*Rechts:*
Seine Tochter, Madame Wang.
*Unten:*
Sein Schüler Professor Yu.
Sie alle setzen die Tradition
in China fort.

Da ihn die gesundheitlichen Wirkungen dieser Disziplin faszinierten, studierte er bei Wang Xiang Zhai und wurde dadurch zur führenden Autorität des Qi Gong. Als sein Schüler habe ich nun die Ehre, das Wissen dieser Tradition weiterzugeben.

**Literatur auf Beinen**
*Die tausend Li lange Reise beginnt unter den Beinen.*

Großmeister Wang Xiang Zhai, Professor Yu und ich legen größten Wert auf die Stärkung der Beine. Das ist keine fixe Idee, denn die Beine spielen zweifellos eine wichtige Rolle in unserem Leben.

Viele Menschen glauben, die Hände seien die wichtigsten Gliedmaßen. Sie sind vielseitig und geschickt und können unzählige Aufgaben erfüllen. Dank unserer Hände unterscheiden wir uns von den meisten Tieren. Die Hände machen uns einzigartig.

Wenn wir unsere Selbstgefälligkeit für einen Augenblick ablegen, wird uns klar, dass die Hände und Arme zwar nützlich, die Beine aber noch wichtiger sind. Es gibt Tiere, die nur Beine haben, manche ein Paar, andere viele – aber kein Tier hat nur Hände.

Es ist nämlich lebenswichtig, sich bewegen zu können. Das ist keine Übertreibung. Im Chinesischen wird das Wort »Lebewesen« mit zwei Schriftzeichen geschrieben, die wörtlich »Ding, das sich bewegt« bedeuten. Tiere unterscheiden sich von leblosen Objekten auch dadurch, das sie sich willentlich bewegen können.

In der chinesischen Kultur gelten Nahrung, Kleidung, Unterkunft und Reisen als fundamentale menschliche Bedürfnisse. Unsere Bei-

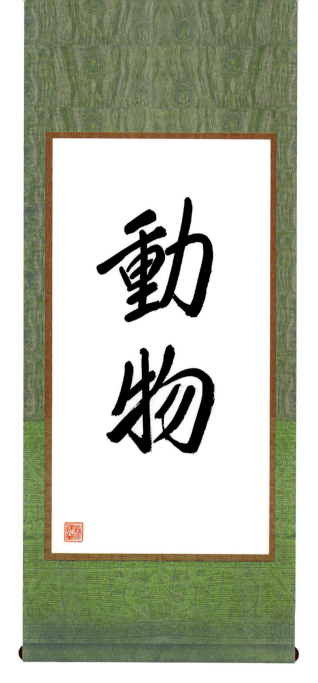

Die Kalligrafie für »Lebewesen« bedeutet wörtlich »Ding, das sich bewegt«

ne sind der körperliche Ausdruck des Reisens. Allerdings hat die moderne Lebensweise unsere Möglichkeiten, zu Fuß zu gehen, und unsere Freude am Gehen stark eingeschränkt. Vor wenigen Generationen war das Gehen ein wichtiger Teil des Lebens, einerlei, ob man in der Stadt oder auf dem Land lebte.

Die chinesische Folklore und viele Sprichwörter spiegeln den Nutzen des Gehens – und des richtigen Gehens – wider:

*Gehe nach jeder Mahlzeit hundert Schritte, dann lebst du hundert Jahre.*

Vielleicht ist dieses Sprichwort heute veraltet: Da wir so wenig gehen, sollten wir nach jeder Mahlzeit nicht hundert, sondern tausend Schritte gehen.

Unsere Beine und unsere Fähigkeit zu gehen sind Indikatoren unserer körperlichen und seelischen Gesundheit sowie ein dynamischer Teil unseres Wohlbefindens. Ein anderes altes Sprichwort fasst diese Einsicht zusammen:

*Bevor ein Mensch alt wird, werden die Beine alt.*

Probleme mit den Beinen können ein frühes Zeichen von Altersschwäche sein, und sie sind ohne Zweifel ein Indiz für den allgemeinen Verfall der Gesundheit. Dieser Niedergang kann schon in jungen Jahren beginnen, selbst bei Sportlern und Tänzern. Woran liegt das? Wie hängt die Gesundheit mit den Beinen zusammen? Die Antwort geben unsere Beine. Jeden Morgen, wenn wir aus dem Bett steigen, tragen sie unser gesamtes Gewicht, und das tun sie treu und brav den ganzen Tag lang, bis wir zu Bett gehen. Kein anderer Körperteil muss sich so lange pausenlos anstrengen. Darum ist es keine Überraschung, dass die Beine einen derart großen Einfluss auf die Gesundheit haben.

Ein Zweig der chinesischen Massagetherapie, im Westen Reflexologie genannt, ist in den letzten Jahren sehr populär geworden. Er basiert auf der Tatsache, dass die Gesundheit sich auf den Fußsohlen widerspiegelt und dass man sie durch Druck auf bestimmte Akupunkturpunkte und andere Methoden verbessern kann.

Qi Gong im Gehen gibt den Beinen, was ihnen im modernen Leben fehlt: mehr Kraft, Vitalität und Energie. Die verschiedenen Systeme haben ihre eigenen Methoden. Am nützlichsten sind sie für Menschen, die ihre Beine zu wenig oder zu stark beanspruchen. Wer den ganzen Tag auf den Beinen ist, kann seine Beine durch Qi-Gong-Gehen »relaxen«, und wer bei der Arbeit sitzt, kann sie »aufmöbeln«. Beides ist möglich, weil wir durch regelmäßiges Üben das natürliche Gleichgewicht wiederherstellen können, einerlei, in welche Richtung es verschoben war.

Qi Gong im Gehen ist auch ideal für alle, die sich für Qi Gong und Zhan Zhuang interessieren und denen es beim Üben schwer fällt, still zu stehen.

# So benutzen Sie dieses Buch

Dies ist das erste Buch, das sich mit Qi Gong in Bewegung beschäftigt und den Beinen die Aufmerksamkeit schenkt, die sie verdienen. Es gibt klare Anleitungen für die Gehsysteme des Qi Gong sowie für die Stellungen und Methoden seines Grundlagentrainings.

Mit seinen detaillierten Fotos und Schritt-für-Schritt-Anleitungen ist dieses Buch ansprechend und praktisch zugleich. Die Beschreibungen der Gehsysteme beschränken sich nicht auf die körperliche Choreografie. Ich erläutere auch die traditionellen mentalen und spirituellen Aspekte der Bewegungen, so dass Sie die Sequenzen nicht wie ein Automat herunterspulen müssen, sondern die ihnen zugrunde liegende Philosophie verstehen.

Die Anleitungen basieren nicht auf der Meinung eines einzelnen Menschen, sondern auf den Erfahrungen und dem Wissen vieler Meister aller Zeitalter. Befolgen Sie sie genau, und Sie befinden sich in guten Händen. Versuchen Sie nicht, verschiedene Systeme zu vermischen oder die Übungen zu verändern. Jede Anleitung wurde sorgfältig ausgearbeitet und auf Ihr Wohlbefinden abgestimmt.

**Teil 1** ist eine Einführung in die Kunst der natürlichen und umgekehrten Atmung. Beide sind Voraussetzung für Ihre Fortschritte und Ihre Entwicklung in den Körperkünsten.

**Teil 2** hilft Ihnen, eine gute körperliche Grundlage für die folgenden Schritt- und Gehübungen aufzubauen. Hier finden Sie Übungen, welche die Beinmuskeln trainieren und stärken, aber auch Übungen im Stehen. Kehren Sie hin und wieder zu diesem Abschnitt zurück.

**Teil 3** ist die letzte Phase des Trainings bevor Sie beginnen, mit Schritten und Gehsystemen zu arbeiten. Dies ist die Phase des Übergangs vom Stehen zum Gehen. Außerdem werden die Kräfte der sechs Richtungen erläutert, die

---

**Von Knochen zum Papier**

Man nimmt an, dass die chinesische Schrift in der zweiten Hälfte des 2. Jahrtausends v. Chr. entstand und sich ohne erkennbare fremde Einflüsse entwickelte. Seither hat sie sich kaum geändert. Die Schriftzeichen sind Piktogramme und galten früher als magisch und heilig. Die alten Chinesen ritzten sie als religiöse Symbole in Tierknochen und Schildkrötenpanzer. Als Orakel werden sie heute noch benutzt. Die Abbildungen rechts zeigen, wie das chinesische Schriftzeichen für »Bein« sich entwickelt hat.

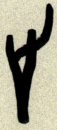

**Orakelknochen-Schrift** (Jia Gu Wen)
Während der Shang- und Yin-Dynastie (1400–1200 v. Chr.) benutzt. Dieses Zeichen ist eines von mehreren, die »Fuß« bedeuten.

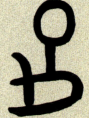

**Orakelknochen-Schrift** (Jia Gu Wen)
Dieses Zeichen aus der gleichen Periode ist offenbar vom Symbol für »Fuß« abgeleitet. Mit der Erweiterung bedeutet es nun »Bein«.

in dieser Phase entscheidend sind.

**Teil 4** beschreibt eine Vielfalt von Schritten, die Sie studieren und lernen sollten. Dies ist ein spezieller Zweig des Da Cheng Chuan. Die einzelnen Schritte werden durch anschauliche Fotos und klare Texte erklärt.

**Teil 5** stellt mehrere vollständige Gehsysteme vor, die Sie unabhängig voneinander benutzen können. Ihre Details und Ursprünge sind faszinierend und inspirierend. Sie brauchen Zeit und Hingabe, um sie zu üben; werden Sie also nicht ungeduldig.

Wenn Sie die Anleitungen korrekt befolgen, spüren Sie mit der Zeit, dass Körper und Geist besser arbeiten. Die Beine fühlen sich straffer und vitaler an, der Rücken wird gerader und geschmeidiger. Die Atmung wird tiefer und stärker, und Sie fühlen sich allmählich wärmer. Vielleicht bemerken Sie auch, dass Ihre geistigen Fähigkeiten zunehmen und Sie sich besser auf Ihre Arbeit konzentrieren können. Sie werden sich gesünder und entspannter fühlen, und vor allem werden Sie richtig fit sein, weil Ihr Körper sich in gesunder und angenehmer Harmonie mit sich selbst befindet, also nicht nur fit aussieht.

Ich hoffe, dass dieses Buch das Tor zu einer neuen Weltsicht und einer neuen Lebensweise öffnet. Größere Chancen und zunehmender Wohlstand können der Lohn sein.

Wenn Sie eine Reise antreten, möchten Sie das Ziel kennen. Das gilt sicherlich auch für diese körperliche und geistige Expedition. Die Übung »Der Pfau öffnet seinen Fächer«, die auf den nächsten sechs Seiten beschrieben wird, ist ein Beispiel dafür, was Sie bei regelmäßigem Training im Laufe der Zeit erreichen können.

In diesem Stadium brauchen Sie nur den Text zu lesen. Diese inspirierende Übung sollte eine der letzten sein, die Sie versuchen. Wenn Sie bei den Schritten, beim Gehen und beim Grundlagentraining genügend Selbstvertrauen haben, kehren Sie zu diesem Abschnitt zurück und probieren den »Pfau«.

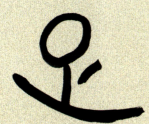

**Bronzeschrift** (Jin Wen)
Diese Schrift war in der Zhou-Dynastie (1100–256 v. Chr.) gebräuchlich. Man findet sie meist auf Bronzegefäßen. Die Zeichen wurden entweder mit den Gefäßen gegossen oder später eingeritzt.

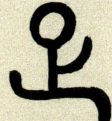

**Kleine Siegelschrift** (Xiao Zhuan)
Der erste chinesische Kaiser vereinheitlichte in der Qin-Dynastie (221–207 v. Chr.) die unterschiedlichen Schriftarten. Kalligraphen verwenden diese Schrift heute noch auf ihrem Stempel oder Siegel.

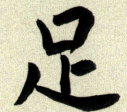

**Standardschrift** (Kai Shu)
Nach der Erfindung des Papiers wurden die mit Pinseln geschriebenen Zeichen in der Han-Dynastie (207 v. Chr.–220 n. Chr.) linienförmiger und dadurch für das neue Medium besser geeignet. Dies ist das moderne Zeichen für »Bein«.

# Der Pfau öffnet seinen Fächer

Der mythische Phönix ist ein starkes, anmutiges Geschöpf, das in vielen Ländern bewundert und verehrt wird. In der chinesischen Mythologie ist er der Meister des Feuers, das weibliche Gegenstück und die Gefährtin des Drachens, der als Meister des Wassers gilt. Der Pfau ist die irdische Widerspiegelung des Phönix, ein sterblicher Avatar seines Vetters im fernen Himmel.

Die eleganten Bewegungen wurden vom prächtigen Pfau, seinem breiten, prachtvoll Schwanz und seinem typischen Stolzieren inspiriert.

Die anmutige Sequenz stellt das auffallendste Merkmal des Pfaus dar: das Öffnen der unvergleichlichen Schwanzfedern, symbolisiert durch das Erheben und Ausbreiten der Arme. Das stolze Schreiten des Pfaus imitiert der Fuß, der nach außen stößt und dann behutsam gesenkt wird.

Sie imitieren den Pfau sowohl äußerlich als auch innerlich. Wenn Sie die Übung probieren, sollten Sie wie dieser Vogel denken und fühlen, damit Ihr Gesicht seine Eleganz, seine Grazie und seinen Stolz ausstrahlt. Es hilft, wenn Sie sich die Bewegungen als Tanz vorstellen. Bewegen Sie sich fließend, langsam und rhythmisch. Die Knie bleiben entspannt.

Lassen Sie sich von den eleganten Bewegungen nicht täuschen: Dies ist keine schwache, ätherische Übung. Pfauenfedern sind ein Symbol der Macht und Majestät. Ihre Arme und Hände, die Symbole der Schwanzfedern, sollten ebenfalls stark und prachtvoll sein.

Wenn Sie Fortschritte gemacht haben, sollte der Kopf auf derselben Ebene bleiben. Das ist schwieriger, als es aussieht; aber wenn Sie sich mehr Mühe geben, werden Ihre Bewegungen anmutiger und Ihr Lohn größer.

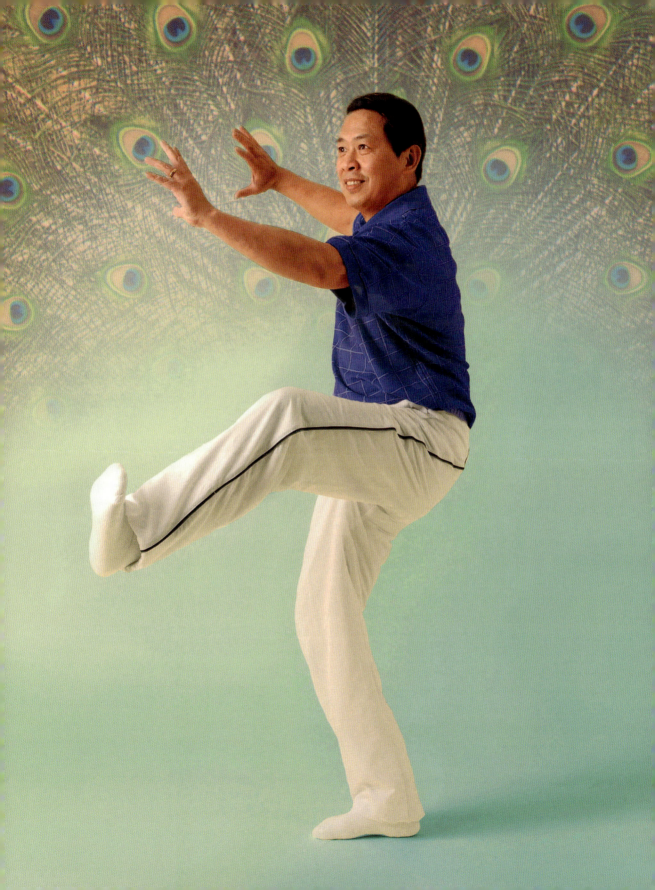

# Der Ursprung von Walking Qi Gong

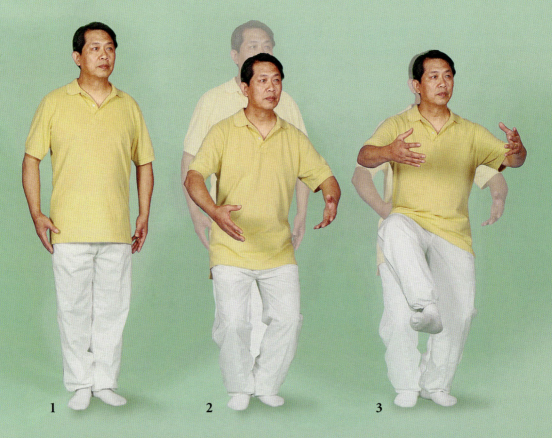

1  2  3

**1** Die Fersen sind geschlossen, die Zehen in einem Winkel von etwa 45 Grad geöffnet. Stehen Sie gerade, aber nicht steif. Entspannen Sie die Hüften, den Bauch und die Knie. Lassen Sie die Arme locker herabhängen. Die Handflächen zeigen zu den Oberschenkeln. Die Ellbogen befinden sich nah an den Seiten; die Finger sind gespreizt und leicht gebeugt. Schauen Sie mit lockerem Hals und Kiefer nach vorne. Atmen Sie langsam und tief durch die Nase.

**2** Heben Sie die Hände langsam vor dem Rumpf an, als würden Sie einen großen Ball halten. Beugen Sie die Knie und Hüften ein wenig. Stellen Sie sich vor, Sie säßen auf einem imaginären Stuhl oder einem riesigen Ballon. Schauen Sie weiter nach vorne.

**3** Verlagern Sie Ihr Gewicht ganz auf den linken Fuß. Lassen Sie die Hände etwa auf Schulterhöhe steigen, und heben Sie dabei langsam das rechte Knie. Der Fuß bleibt gebeugt und nach außen gedreht. Beugen Sie nicht die Ellbogen, und heben Sie das Knie nicht zu hoch.

**4** Drehen Sie den Rumpf und das Gesicht leicht nach rechts, drehen Sie die Handflächen nach außen, und zeichnen Sie mit den Händen zwei fließende Bögen nach außen und oben in die Luft. Strecken Sie das angehobene rechte Bein ein wenig nach vorne. Stellen Sie sich vor, dass der rechte Fuß einen Gegenstand sanft wegstößt. Ziehen Sie den Fuß dann wieder zurück.

Der Pfau öffnet seinen Fächer 19

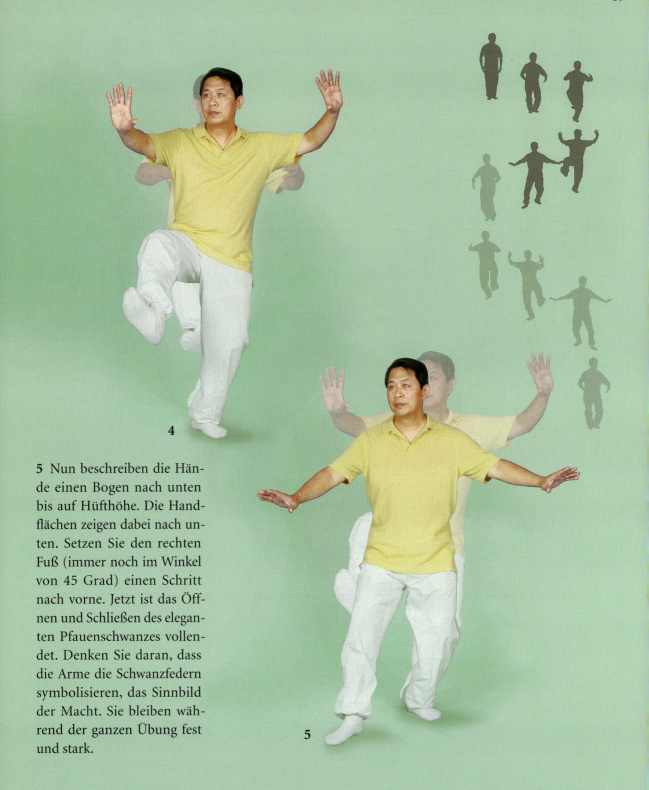

**5** Nun beschreiben die Hände einen Bogen nach unten bis auf Hüfthöhe. Die Handflächen zeigen dabei nach unten. Setzen Sie den rechten Fuß (immer noch im Winkel von 45 Grad) einen Schritt nach vorne. Jetzt ist das Öffnen und Schließen des eleganten Pfauenschwanzes vollendet. Denken Sie daran, dass die Arme die Schwanzfedern symbolisieren, das Sinnbild der Macht. Sie bleiben während der ganzen Übung fest und stark.

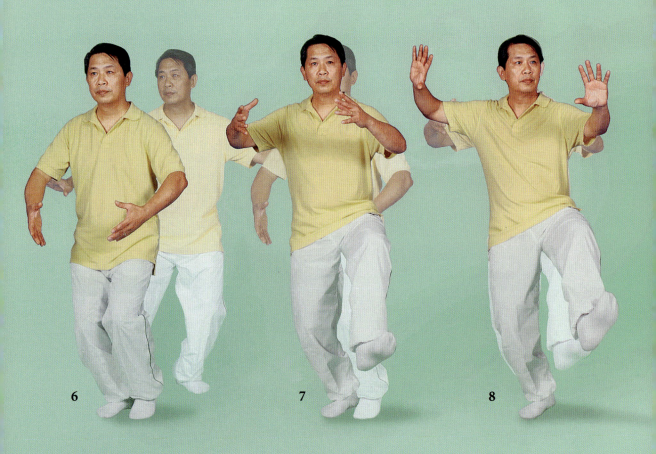

**6** **7** **8**

**6** Führen Sie die Hände wieder vor dem Bauch zusammen. Ziehen Sie den linken Fuß nach vorne, und verlagern Sie dabei Ihr Gewicht. Das linke Bein ist stärker gebeugt als das rechte. Lassen Sie Ihr ganzes Gewicht auf das rechte Bein sinken.

**7** Während Sie das linke Knie heben, steigen die Arme nach oben, bis die Hände etwa auf Schulterhöhe sind. Die Arme halten immer noch den großen, imaginären Ballon.

**8** Bleiben Sie aufrecht, drehen Sie den Rumpf, und schauen Sie nach links. Die Hände verlassen den Ballon jäh, als wäre er explodiert, und schwingen seitwärts. Der linke Fuß stößt sanft nach vorne und zieht sich dann wieder zurück.

Der Pfau öffnet seinen Fächer 21

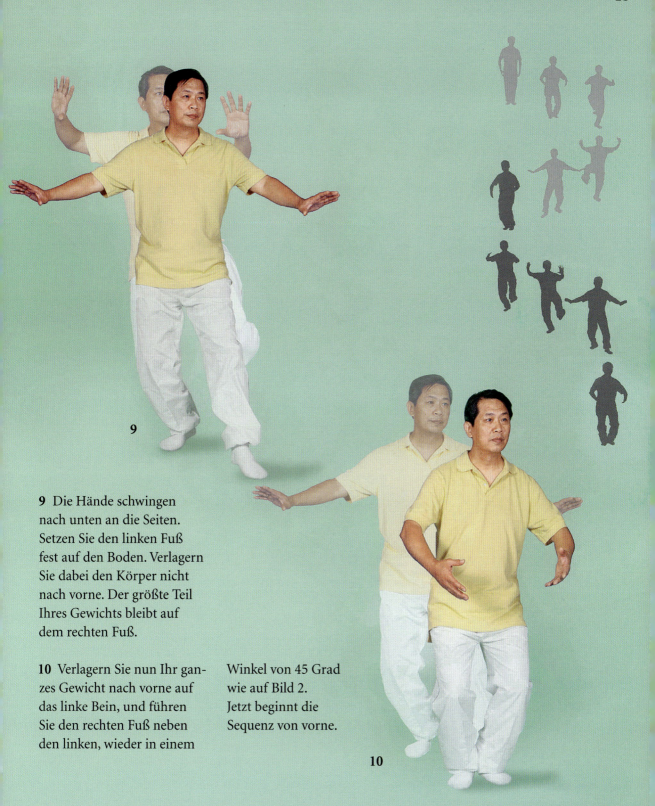

**9** Die Hände schwingen nach unten an die Seiten. Setzen Sie den linken Fuß fest auf den Boden. Verlagern Sie dabei den Körper nicht nach vorne. Der größte Teil Ihres Gewichts bleibt auf dem rechten Fuß.

**10** Verlagern Sie nun Ihr ganzes Gewicht nach vorne auf das linke Bein, und führen Sie den rechten Fuß neben den linken, wieder in einem Winkel von 45 Grad wie auf Bild 2. Jetzt beginnt die Sequenz von vorne.

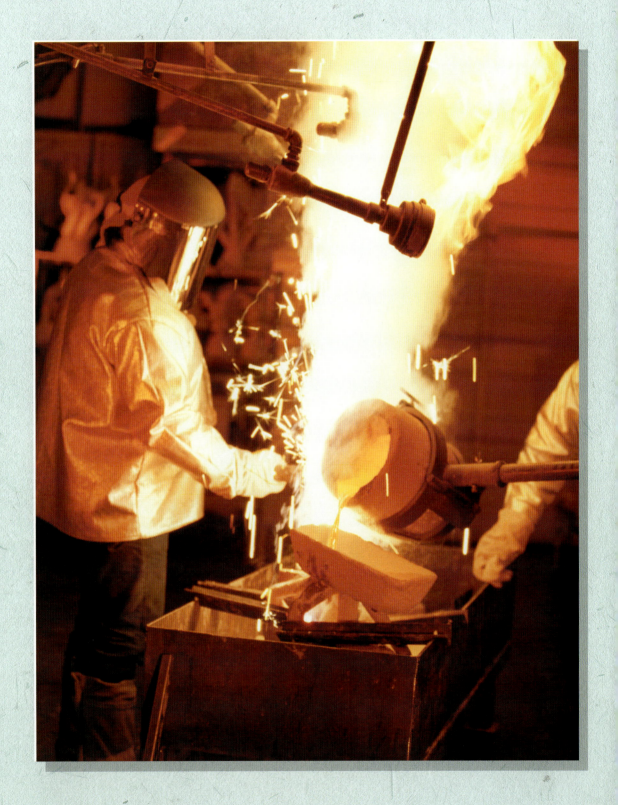

# Teil 1

# Die Atmung – der innere Ofen

*Du gehst durch einen Schmelzofen. In ihm wird alles Mentale und Körperliche gehärtet und geformt.*
GROSSMEISTER WANG XIANG ZHAI

Die Kunst des Feuermachens war vermutlich die erste große Erfindung des Menschen. Der Schmelzofen in allen seinen Formen und Größen ist nicht nur ein Heizkörper, sondern auch ein fast magischer Ort der Transformation und Läuterung.

In der Gesellschaft hat er viele Funktionen. Der Schmied macht Waffen und Kunstwerke aus Eisen. Die Kräuterfrau bereitet in ihrem Kessel Arzneien zu. Im Küchenherd wandeln Köchinnen und Köche seit uralten Zeiten einfache Zutaten in schmackhafte Speisen um. Die Dampfmaschine ist ein beweglicher Ofen, der Transportmittel antreibt. Diese »Öfen« haben verschiedene Namen, beruhen aber auf dem gleichen Prinzip und zeugen von der Bedeutung des Ofens für die gesamte Zivilisation.

Das alles blieb dem scharfen Blick der Weisen nicht verborgen. Sie beobachteten, verstanden und nutzten diese Vorgänge und beschrieben unsere Welt als großen Schmelzofen mit dem Himmel als Deckel, der Erde als Fundament und den Myriaden Dingen als Inhalt.

Die moderne Wissenschaft bestätigt dieses Modell. Das geschmolzene Magma im Inneren der Erde ist das Feuer, und die Atmosphäre ist der Deckel, der uns vor kosmischer Strahlung schützt.

Öfen gibt es jedoch nicht nur in der äußeren Welt. Auch der menschliche Körper ist ein komplizierter Ofen, der uns unaufhörlich transformiert und läutert. In China wird dieser Prozess innere Alchemie genannt.

Jede Zelle besitzt ihre Öfen in Form von Mitochondrien, kleinen Organellen, die Energie produzieren. Sie werden oft als Kraftwerke der Zellen bezeichnet.

Die Atmung ist eine der wichtigsten Funktionen des Körpers. Meist nehmen wir sie kaum wahr, da sie subtil ist und sich selbst steuert. Dennoch ist sie das Hauptmerkmal des Lebens.

*Die Kunst des Atmens ist überaus wichtig, wird aber oft unterschätzt. Qi Gong ist eines der vielen östlichen Systeme, die wegen ihrer einzigartigen Atemübungen weltweit anerkannt sind. Diese Atemtechniken sind zum Symbol der östlichen Spiritualität geworden.*

Leider missverstehen manche Leute Qi Gong als bloße Serie von Atemübungen. Das ist eine unvollständige und falsche Interpretation. Es ist, als definiere man den Ozean allein als Wasseransammlung, ohne auf die unzähligen Lebewesen und Geheimnisse hinzuweisen, die er in sich birgt. Daran ist zum Teil das moderne chinesische Schriftzeichen für *Qi*, die Ur-Energie, schuld. Das alte Zeichen besteht dagegen aus Strichen, die einen brennenden Ofen symbolisieren. Daraus entsteht ein neues Wort, das zeigt, wie sehr die Chinesen den Ofen und das Prinzip des Qi ehren.

Die Kunst der Atmung ist umfangreich und tiefgründig. Ihr Nutzen ist immens. Einerlei, ob Sie spirituelle, sportliche oder gesundheitliche Ziele verfolgen oder nur nach seelischer Entspannung streben, die richtige Atmung ist unentbehrlich.

> **Sauerstoff entfacht das Feuer**
> Der Ofen ist mehr als ein fantasievolles Bild unserer Ahnen. Er ist ein überaus praktisches Modell.
> Alle Mechanismen – technische, biologische und metaphorische – nehmen Substanzen auf, verarbeiten sie und scheiden Überflüssiges aus. Bei Ihnen, bei mir und bei allen Luft atmenden Wesen ist Sauerstoff das Wichtigste, was sie aufnehmen.
> Ein Kind beginnt von Geburt an zu atmen. Zuallererst nimmt es also Luft auf. Wenn ein Mensch stirbt, macht er seinen letzten Atemzug. Das Leben besteht aus kontinuierlichen Atemzügen; die Sauerstoffzufuhr darf nie aufhören. Man könnte Menschen als Atemmaschinen bezeichnen.
> Wir können viele Tage ohne Nahrung auskommen, ein paar Tage ohne Wasser, aber nur wenige Minuten ohne Luft.
> Im Grunde sind Sie eine Flamme, die von Luft genährt wird. Alles andere ist zweitrangig. Wird die Sauerstoffzufuhr unterbrochen, erlischt die Flamme. Wenn Sie das verstehen, wird Ihnen klar, dass der Körper, das Vehikel des Menschen, ein Schmelzofen ist. Für uns im Westen ist das keine neue Idee, denn viele Dichter haben das Leben des Menschen als Licht oder Kerzenflamme beschrieben.

## Tan Tien – die Mitte des Menschen

Alle Objekte haben eine Mitte. Wir wissen intuitiv, dass wir jeden Gegenstand anhand eines einzigen Punktes beschreiben können. Dieser Punkt ist das Zentrum. Ein Ding kann gekrümmt, zersplittert oder verzerrt sein; aber solange die Mitte heil bleibt, besteht es weiter. Erst wenn die Mitte zerstört wird, ist das Objekt vernichtet.

Das gilt auch für den menschlichen Körper. Er hat ein Zentrum, den Kern des körperlichen und spirituellen Wesens. Dieses Zentrum wird Tan Tien genannt, im Westen auch »Meer des Qi«. Der Tan Tien befindet sich etwa 3 Zentimeter unter dem Nabel (am Ende des ersten Drittels einer Geraden, die durch den Körper verläuft).

Der Tan Tien symbolisiert das »Massezentrum« eines durchschnittlichen Menschen, eine Achse oder einen Drehpunkt der Geschmeidigkeit. Das ist eine sehr praktische Deutung in der Welt der Kampfkünste.

Man kann den Tan Tien auch als Kern und Quelle des menschlichen Lebens betrachten. Frauen empfangen an diesem Punkt ein neues Leben, und dort wächst es auch heran. Bei Männern ist der Tan Tien die innere Fortsetzung, die imaginäre Wurzel des Geschlechtsorgans. Insofern ist er die Mitte der Fortpflanzung.

Für die innere Alchemie, die den Körper als großen, komplexen Schmelzofen ansieht, ist das Tan Tien ein Elixier; denn das chinesische Wort *Tan Tien* bedeutet wörtlich »Feld des Elixiers«. Insofern ist der Tan Tien der Inhalt, der

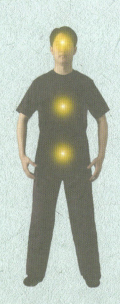

oberer Tan Tien

mittlerer Tan Tien

unterer Tan Tien

im menschlichen Kessel gekocht wird. Er ist ein Feld, weil er ein großes Potential enthält und produktiv genutzt werden kann.

Der menschliche Körper hat drei Unterzentren. Man nennt sie oberen, mittleren und unteren Tan Tien. Der untere Tan Tien befindet sich am selben Punkt wie der Tan Tien des ganzen Körpers. Der mittlere liegt in der Mitte des Rumpfes hinter dem Brustbein, und der obere (siehe nächste Seite) liegt tief im Kopf, mitten zwischen den Augenbrauen.

**Vorbereitung**
Bevor Sie mit Atemübungen beginnen, sollten Sie einen ruhigen, bequemen Platz aufsuchen. Die Heiligen und Weisen der alten Zeit übten in der Wildnis oder auf Bergen, wo niemand sie ablenkte. Für uns moderne Menschen genügt ein ruhiges Zimmer.

Sie können leise Musik auflegen oder in völliger Stille üben. Vielen Menschen fällt es schwer, sich in totaler Stille zu entspannen; daher empfehle ich leise Musik. Wenn es draußen nicht zu laut ist, sollten sie das Fenster ein wenig öffnen, damit frische Luft einströmt – der Unterschied ist spürbar.

Wenn Sie mit dem unteren oder mittleren Tan Tien atmen, können Sie stehen oder sitzen. Beim Stehen sind die Beine leicht gebeugt und die Füße etwa eine Schulterbreite auseinander. Wenn Sie sitzen, stellen Sie einen Stuhl ohne Armlehnen in die Mitte des Zimmers, wo Ihnen nichts im Weg steht. Entfernen Sie alles, was Sie stört.

Sitzen Sie solide, entspannt und aufrecht. Kreuzen Sie nicht die Beine. Die Knie dürfen sich nicht berühren. Die Beine sind eine Schulterbreite geöffnet, die Zehen zeigen nach vorne. Der Abstand zwischen den Knien sollte so groß sein, dass Sie sich wohlfühlen.

Benutzen Sie die Rückenlehne nicht. Der Oberkörper sollte entspannt und aufrecht sein. Neigen Sie sich weder nach vorne noch nach hinten, und schauen Sie immer nach vorne. Beginnen Sie erst dann mit der Übung, wenn Sie sich entspannt, ruhig und in Harmonie mit sich selbst fühlen.

Denken Sie daran, dass Sie Atemübungen machen, die zwar eine Meditation ergänzen können, aber nicht damit identisch sind. Vermischen Sie in diesem Stadium keine andere Übung mit der Atemübung. Hier geht es darum, eine gute Atemtechnik als starke Grundlage aufzubauen. Nur dann können Sie später erfolgreich meditieren.

# Die natürliche Atmung

Atemübungen können die Mitte des Menschen, den Tan Tien, stärken und den ganzen Organismus ins Gleichgewicht bringen. Damit ist keine statische Balance gemeint. Was wir anstreben, ist eine dynamische Stabilität, obwohl »alles fließt«.

Wir brauchen die natürliche Atmung nicht zu erlernen, weil sie uns angeboren ist. Warum gibt es dann so viele Atem- und Meditationsübungen? Weil wir als Heranwachsende vergessen, wie man natürlich atmet, und den natürlichen Atemrhythmus neu entdecken müssen.

Als Kinder atmen wir natürlich. Jeder Atemzug ist tief, sanft, langsam und gleichmäßig. Der Atemrhythmus ist dem Bedarf angepasst und fördert die Gesundheit. Wenn wir erwachsen sind, lenken uns viele Dinge vom Pfad der Gesundheit ab. Die Atmung wird schnell, kurz und flach – völlig anders als bei Kindern. Der natürliche Atemrhythmus fällt dem Stress zum Opfer. Wir bleiben lange wach, um uns zu amüsieren, wir sind überarbeitet, und Körper und Geist sind angespannt. Selbst im Schlaf finden wir nicht genügend Ruhe. Die falsche Atmung ist die Folge dieser Ruhelosigkeit.

Um gesund zu werden, müssen wir wieder natürlich atmen. Zum Glück haben wir die natürliche Atmung nicht verloren, sondern nur jahrelang vernachlässigt. Wenn wir eifrig und geduldig üben, können wir sie neu entdecken. Davon profitieren Körper, Seele und Geist gleichermaßen.

---

### Der obere Tan Tien

Der obere Tan Tien wird von den nachfolgend beschriebenen Atemübungen nicht beeinflusst. Zwischen ihm und den anderen beiden Subzentren gibt es einige wesentliche Unterschiede. Der untere und der mittlere Tan Tien sind wichtig für die Energie und das Qi; sie sind Unterzentren der Lebenskraft für den materiellen Körper.

Der obere Tan Tien, der sich zwischen den Augenbrauen in der Mitte des Kopfes befindet, ist dagegen mehr für die Seele und den Geist zuständig. Er ist der Kern des Bewussten und Unbewussten.

Es gibt viele Möglichkeiten, den oberen Tan Tien zu erklären. Am bekanntesten ist er als »geistiges Auge«. Im Osten handeln viele Texte davon, wie man dieses feinstoffliche Auge schult und wie es arbeitet. Viele Götter der östlichen Religionen
werden mit einem dritten Auge dargestellt, um auszudrücken, dass sie ihren oberen Tan Tien beherrschen. Dieses Thema sprengt jedoch den Rahmen dieses Buches.

# Die natürliche Brustatmung und der mittlere Tan Tien

Heben Sie die Hände bis in Brusthöhe. Die Arme bilden einen Kreis, als wollten Sie jemanden sanft umarmen; die Ellbogen sollten nicht zu weit gespreizt oder gebeugt sein. Ein natürlicher, bequemer Winkel ist am besten.

Atmen Sie langsam und sanft durch die Nase. Der Mund bleibt geschlossen. Senken Sie die Augenlider, ohne sie ganz zu schließen. Der Körper bestimmt den Rhythmus der Atmung. Dies ist der natürliche Rhythmus: sanft, aber tief; langsam, aber lang.

Beim Einatmen weitet sich der Brustkorb, beim Ausatmen entspannt er sich. Lassen Sie den Atem beim Einatmen hinunter bis zum natürlichen Atemzentrum im Brustkorb wandern. Vielleicht finden Sie es intuitiv. Es liegt etwa auf der Höhe des Punktes, an dem die Rippen ins Brustbein münden. Dieser Punkt wird mittlerer Tan Tien genannt.

Üben Sie anfangs nur zwei Minuten. Wenn Sie Fortschritte machen, verlängern Sie die Übung allmählich auf fünf Minuten.

**1** Stellen Sie sich den mittleren Tan Tien als Energiepunkt vor. Beim Einatmen wandert der Atem hinunter in den mittleren Tan Tien, und der Brustkorb dehnt sich aus. Der Energiepunkt wird zur Energiekugel, die den ganzen Brustkorb füllt.

**2** Beim Ausatmen entspannt sich der Brustkorb. Die Energiekugel schrumpft wieder zum Punkt.

Die natürliche Brustatmung

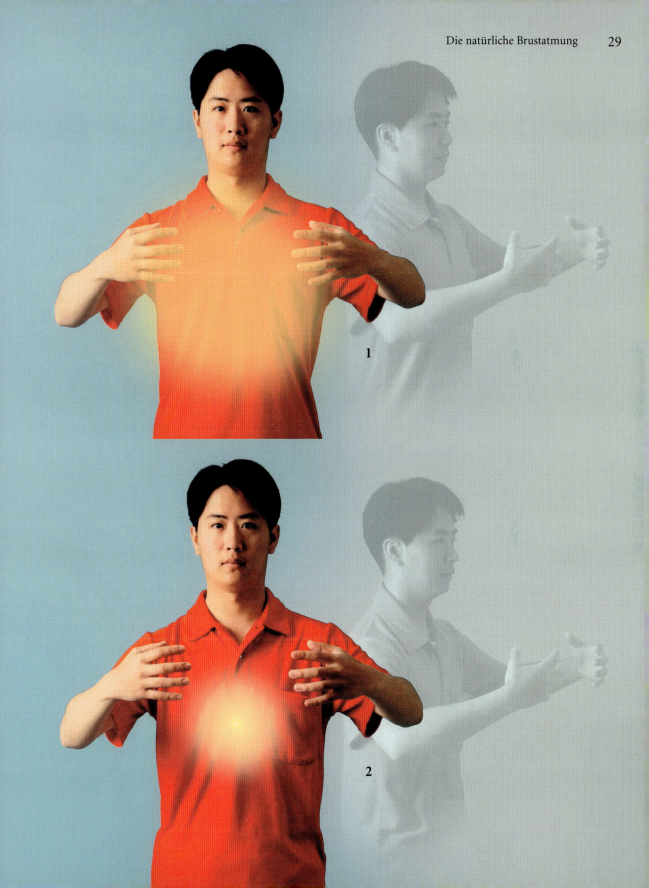

# Die natürliche Bauchatmung und der untere Tan Tien

Bei dieser Übung konzentrieren Sie sich auf den unteren Tan Tien. Wenn Sie möchten, dürfen Sie dabei sitzen. Der untere Tan Tien befindet sich am selben Ort wie der Tan Tien des ganzen Körpers.

Legen Sie die Hände auf den Bauch, als wollten Sie die Arme nach der vorigen Atemübung ein wenig ausruhen. Stellen Sie sich vor, Ihre Hände lägen auf einem großen Bauch. Die Handflächen zeigen schräg nach innen, die Finge sind gespreizt und leicht gekrümmt. Halten Sie die Arme nicht zu nah am Rumpf, sondern lassen Sie Raum zwischen den Ellbogen und den Seiten. Entspannen Sie die Schultern, und neigen Sie den Körper weder nach vorne noch nach hinten.

Der Geist ist ruhig, der Körper entspannt. Atmen Sie sanft und tief durch die Nase ein, und lassen Sie den Atem gleichmäßig hinunter zum unteren Tan Tien fließen. Der Weg ist lang; darum müssen Sie die Tiefe und Länge der Atemzüge gut koordinieren. Stellen Sie sich den unteren Tan Tien als Energiepunkt vor.

Üben Sie anfangs nur zwei Minuten. Wenn Sie Fortschritte machen, verlängern Sie die Übung allmählich auf fünf Minuten.

**1** Beim Einatmen dehnt der Bauch sich aus, und der Energiepunkt schwillt zu einer Energiekugel an, die den Bauch füllt.

**2** Beim Ausatmen schrumpft die Energiekugel wieder zu einem Punkt zusammen. Sie können sich diese Kugel als Ballon vorstellen, der aufgeblasen wird und Luft verliert.

Die Ausatmung sollte gleich lang und tief sein wie die Einatmung. Der Körper bestimmt den Atemrhythmus.

Die natürliche Bauchatmung 31

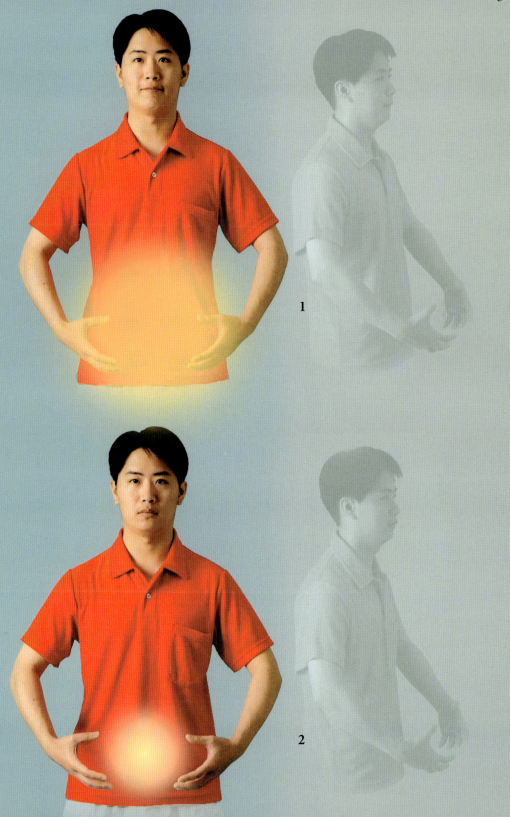

# Die natürliche Ganzkörperatmung und der Tan Tien des ganzen Körpers

Die beiden ersten Atemübungen – im Sitzen oder im Stehen – haben sich auf bestimmte Körperteile konzentriert. Um mit dem ganzen Körper zu atmen, müssen Sie stehen.

Jetzt vereinigen Sie den unteren, mittleren und oberen Tan Tien zu einem einzigen Zentrum, dem Tan Tien (siehe Seite 25). Er hüllt den ganzen Körper ein und spiegelt ihn wider. Die Energiekugel wird nun also viel größer als bei der vorigen Übung.

Sie können üben, solange Sie sich wohlfühlen. Strengen Sie sich aber nicht zu sehr an – es soll ja eine Entspannungsübung sein.

> **Wu Qi**
> So sieht der korrekte Wu-Qi-Stand aus:
>
> Sie stehen aufrecht, die Füße sind etwa schulterbreit auseinander und zeigen nach vorne.
>
> Die Arme hängen locker an den Seiten.
>
> Auch die Knie und Ellbogen bleiben locker. Arme und Beine sind also nicht ganz gestreckt.
>
> Beugen Sie sich weder nach vorne noch nach hinten. Entspannen Sie alle Muskeln.

**1** Stellen Sie sich vor, Ihre Mitte sei ein Energiepunkt im Tan Tien, der sich bei jedem Einatmen wie ein Ballon aufbläht und zu einer vollkommenen Kugel wird, die den ganzen Körper einhüllt und sogar über ihn hinausreicht. Die Arme entfernen sich ein wenig vom Rumpf, als nehme die Kugel sie mit. Diese kleine Bewegung ist aber mehr mental als körperlich.

**2** Beim Ausatmen schrumpft die Kugel zu einem Punkt, und die Arme kehren behutsam in die Ausgangsstellung zurück.

Die natürliche Ganzkörperatmung

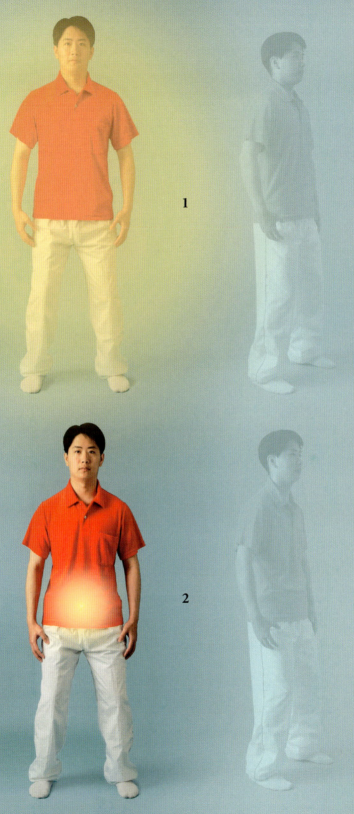

# Umgekehrte Atmung

Auf den ersten Blick widerspricht die umgekehrte Atmung den Empfehlungen im vorigen Abschnitt. Aber das stimmt nicht. Wenn Sie Ihr Gleichgewicht finden wollen, müssen Sie in einem natürlichen Rhythmus atmen, den Ihr Körper akzeptiert. Es gibt jedoch mehr als einen natürlichen Atemrhythmus. Der zweite Rhythmus, mit dem Sie ein Gleichgewicht erreichen können, ist die umgekehrte Atmung.

Eine einfache Analogie kann den scheinbaren Widerspruch erklären. Angenommen, Sie wollen einen glatten Ball auf einen Hügel legen. Einerlei, auf welche Seite Sie ihn legen, er rollt hinab. Der Ball ruht nicht; er befindet sich im Ungleichgewicht und rollt so lange, bis er im Gleichgewicht ist, am Ort seines natürlichen Gleichgewichts, wo die Schwerkraft ihn festhält. Aber es gibt noch einen Punkt, an dem der Ball ruhen kann: auf dem Gipfel!

Die umgekehrte Atmung gleicht einem Ball auf dem Gipfel. Sie widerspricht Ihrem natürlichen Atemrhythmus, und da Ihr Instinkt Sie hier nicht leitet, ist diese Übung schwerer. Der Ball musste die Schwerkraft überwinden, um den Gipfel zu erreichen. Die umgekehrte Atmung ist ebenfalls anspruchsvoller als die natürliche und deshalb eher für Fortgeschrittene geeignet.

Ein weiterer wichtiger Unterschied zwischen den beiden Atemtechniken ist der Einsatz der Willenskraft. Im Gegensatz zu den bisher genannten drei natürlichen Atemtechniken stimmt der Rhythmus der umgekehrten Atmung nicht mit dem Rhythmus des Körpers überein. Sie müssen also wollen, dass die beiden Rhythmen kooperieren. Bleiben Sie innerlich ruhig und entspannt.

Vielleicht wenden Sie die umgekehrte Atmung im tägliche Leben häufiger an, als Sie glauben. Jedes Mal, wenn Sie eine Flasche öffnen oder eine Schraube in einen harten Gegenstand drehen, benutzen Sie eine Grobform der umgekehrten Atmung.

Bereiten Sie sich auf diese Übung wie gewohnt vor. Gehen Sie in ein ruhiges Zimmer, in dem Sie nicht abgelenkt werden. Öffnen Sie das Fenster, damit frische Luft einfließt.

Wenn Sie sitzen möchten, sollten Sie einen Stuhl ohne Armlehnen in die Mitte des Raumes stellen. Sitzen Sie aufrecht, aber entspannt. Die Knie sind etwa schulterbreit auseinander, die Füße zeigen nach vorne. Neigen Sie den Rumpf nicht nach vorne oder hinten und auch nicht nach rechts oder links.

Schauen Sie nach vorne, aber lassen Sie den Hals locker und entspannt. Stellen Sie sich vor, ein reinigender Fluss spüle alle körperlichen und seelischen Spannungen fort.

Nun ist es Zeit, mit der Übung zu beginnen.

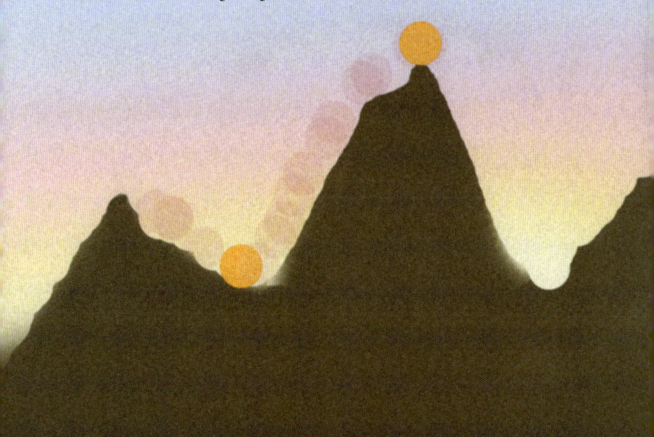

## Umgekehrte Brustatmung und der mittlere Tan Tien

Führen Sie die Hände vor die Brust, etwa schulterweit voneinander entfernt. Die Handflächen zeigen nach unten, die Finger nach vorne. Beugen Sie die Arme nur leicht, so dass die Ellbogen nicht zu weit seitlich hinausragen.

Atmen Sie langsam, lang und subtil durch die Nase. Denken Sie daran, mit dem Brustkorb zu atmen. Der Mittelpunkt ist der mittlere Tan Tien. Stellen Sie sich beim Atmen vor, dass eine Energiekugel im Brustkorb anschwillt und schrumpft.

Üben Sie zunächst zwei Minuten, und verlängern Sie diesen Zeitraum langsam und allmählich, wenn Sie Fortschritte machen.

**1** Leiten Sie die eingeatmete Luft hinab zum mittleren Tan Tien, während Sie den Brustkorb zusammenpressen. Visualisieren Sie eine Energiekugel, die schrumpft oder zu einem stark aufgeladenen und mächtigen Energiepunkt kristallisiert.

**2** Entspannen Sie den Brustkorb beim Ausatmen, und lassen Sie den mächtigen Energiepunkt zu einer perfekten Kugel anschwellen, die den Brustkorb ausfüllt.

**Hinweis:** Pressen Sie den Brustkorb beim Einatmen nicht so stark zusammen, dass er schmerzt. Strengen Sie sich beim Visualisieren nicht zu sehr an, sonst verspannen sich Körper und Geist.

Umgekehrte Brustatmung 37

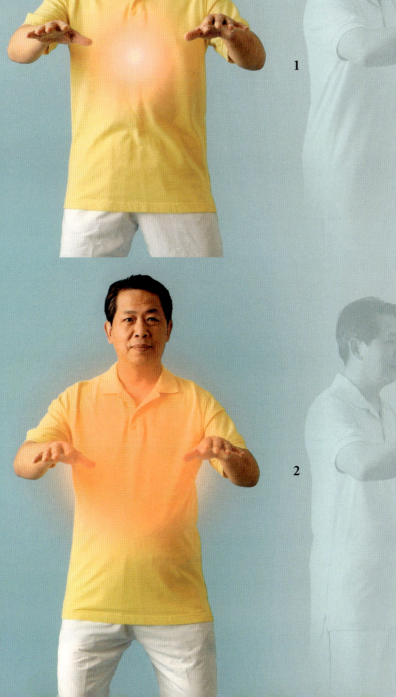

1

2

## Umgekehrte Bauchatmung und der niedere Tan Tien

Nach der vorigen Übung senken Sie die Arme, bis die Hände auf Höhe der Taille sind. Wieder sollten die Ellbogen nicht zu weit seitlich hinausragen. Die Arme sind zwanglos gebeugt und liegen nicht zu nahe am Rumpf, damit die Schultern sich nicht versteifen. Drehen Sie die Hände leicht nach innen, und beginnen Sie mit der umgekehrten Atmung.

Atmen Sie mit dem unteren Tan Tien durch die Nase. Schließen Sie die Lippen, ohne den Kiefer anzuspannen. Der Atem sollte mühelos und ungehindert in den unteren Tan Tien und aus ihm hinaus fließen. Bei dieser Übung dürfen Sie sitzen oder stehen.

Üben Sie zunächst zwei Minuten, und verlängern Sie diesen Zeitraum langsam und allmählich, wenn Sie Fortschritte machen.

**1** Ziehen Sie beim Einatmen den Bauch ein. Das Zentrum Ihrer Atmung ist der untere Tan Tien im Unterbauch. Beschäftigen Sie sich nicht zu sehr mit der oberen Hälfte des Bauchs. Lassen Sie die imaginäre Energiekugel schrumpfen, als wäre sie eine Supernova, die unter ihrer eigenen Schwerkraft zusammenbricht. Spannen Sie den Bauch nicht zu sehr an.

**2** Atmen Sie langsam aus, und entspannen Sie dabei den Bauch allmählich, nicht abrupt, als würden Sie einen Sack zu Boden fallen lassen. Der Bauch darf nicht »hinausschnellen«, wenn Sie ausatmen. Lassen Sie den Energiepunkt allmählich und stetig wachsen.

Umgekehrte Bauchatmung 39

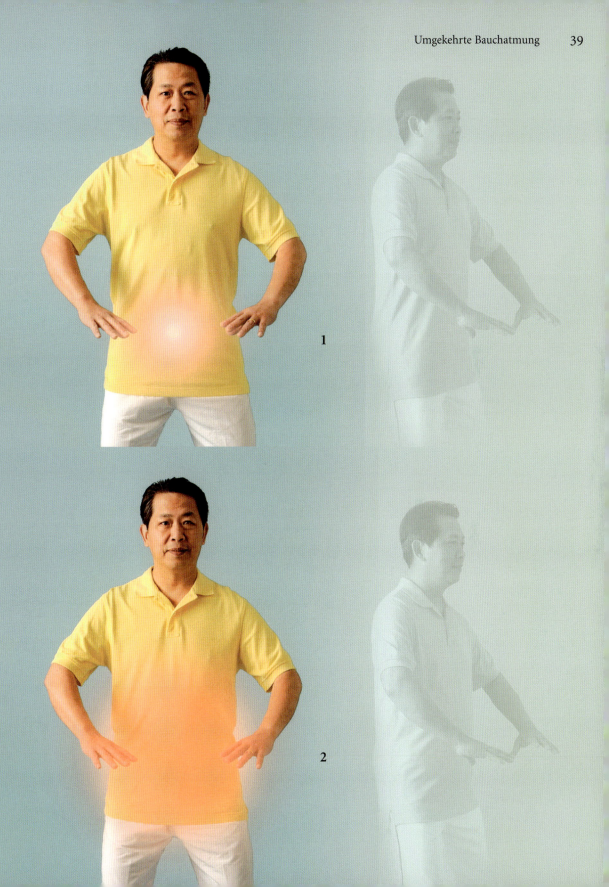

## Die umgekehrte Ganzkörperatmung und der Tan Tien des ganzen Körpers

In diesem Abschnitt des Buches gibt es keine Atemübung, die mit so viel Bewegung verbunden ist wie die Folgende. Um mit dem ganzen Körper zu atmen, müssen Sie stehen – im Sitzen geht es nicht.

Denken Sie bei der Übung an diese wichtigen Punkte: Schauen Sie immer nach vorne, spreizen Sie die Beine schulterweit, und gehen Sie ein wenig in die Knie. Die Handflächen zeigen nach unten, die Finger sind gestreckt. Versuchen Sie, alle Muskeln zu entspannen.

Stellen Sie sich vor, dass Ihre Energie Sie durchdringt und einhüllt wie ein warmer, subtiler, gasförmiger Kokon.

Üben Sie zunächst zwei Minuten, und verlängern Sie diesen Zeitraum langsam und allmählich.

**1** Atmen Sie ein, und leiten Sie dabei die Energiewolke in den Tan Tien. Die Energie fließt von oben in den Kopf und von unten durch den Boden in die Beine. Ziehen Sie den Unterbauch beim Einatmen leicht ein. Die Hände steigen bis in Brusthöhe, als würden sie wie Federn nach oben schweben.

**2** Atmen Sie aus, und entspannen Sie dabei den Bauch. Die Energie fließt nun durch den Kopf und die Beine zurück in die Luft und in die Erde. Senken Sie die Hände, als würden Sie ganz sanft auf einen Gegenstand drücken.

# Die umgekehrte Ganzkörperatmung

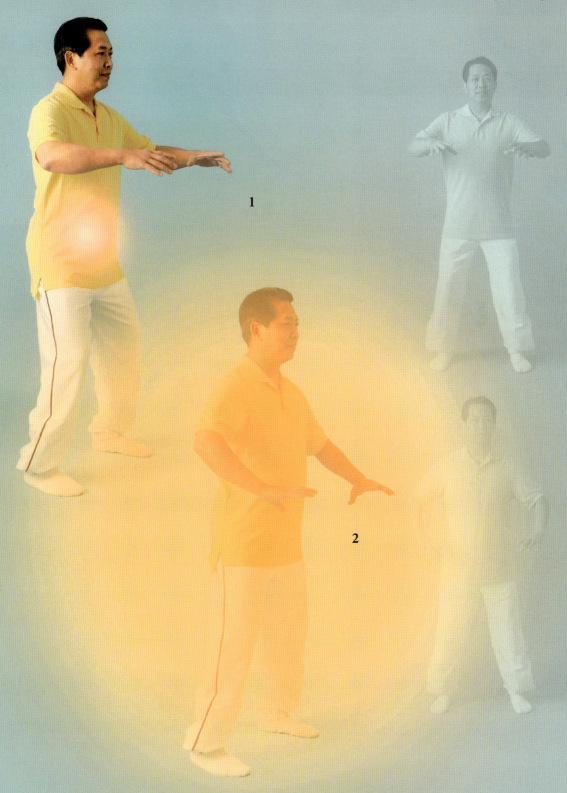

### Wie oft üben?

Die natürliche und die umgekehrte Atmung sind Gegensätze wie Yin und Yang. Als Anfänger sollten Sie nur die drei natürlichen Atemtechniken anwenden. Wenn Sie damit vertraut sind, können Sie damit beginnen, die umgekehrte Atmung zu üben.

Im Gegensatz zu anderen körperlichen Übungen ist die Zahl der Wiederholungen bei der natürlichen Atmung unbegrenzt – Sie können nicht zu viel atmen, sofern Sie richtig atmen. Entscheidend ist, wie schwer die Stellungen dem Körper fallen.

Einschränkungen gibt es jedoch bei der umgekehrten Atmung, denn Sie können den ungewohnten Atemrhythmus nicht unbegrenzt durchhalten, weil die Willenskraft und die Konzentration nachlassen. Wenn das geschieht, kommen Sie aus dem Rhythmus und müssen aufhören.

Sie brauchen Zeit, um die natürliche Atmung wieder zu entdecken, und noch mehr Zeit, um die umgekehrte Atmung zu erlernen. Der Körper und vor allem die Arme werden müde, wenn Sie zu lange üben. Es ist am besten, zunächst nur zwei Minuten zu üben und diese Zeit allmählich zu verlängern.

Sie können üben, wann immer Sie wollen. Die Übungen beruhigen die Nerven, lindern Stress, erfrischen den Geist und entspannen die Muskeln. Üben Sie zu jeder Tageszeit, wenn Sie gestresst, nervös oder müde sind. Atemübungen sind auch eine sehr gute Vorbereitung auf die Arbeit oder das Studium. Richtiges Atmen versorgt den Organismus besser mit Sauerstoff. Passen Sie die Übungen Ihrer Lebensweise an, und integrieren Sie sie in Ihren Tageslauf. So lange Sie korrekt und regelmäßig üben, spüren Sie die eindrucksvolle Wirkung.

## Atmung und Meditation

Es ist unmöglich, Atemübungen zu beschreiben, ohne wenigstens kurz auf die Meditation einzugehen. Beide sind so eng miteinander verbunden, dass man sie oft verwechselt. Äußerlich scheinen sie in der Tat fast identisch zu sein; dennoch gibt es enorme Unterschiede.

Die Meditation ist ein weitläufiges Thema, und es gibt viele unterschiedliche Formen. Im Westen werden die einzelnen Techniken häufig unter der Bezeichnung »Meditation« zusammengefasst. Das ist verwirrend. Im Osten hat die Meditation viele verschiedene Namen, die uns Einblicke in die Wirkung und in die zugrunde liegende Philosophie geben. Einer dieser Namen deutet Vergesslichkeit an, denn das Ziel dieser Meditation ist die Vereinigung des Selbst mit dem Himmel. Eine andere, bei Zen-Buddhisten übliche Bezeichnung erinnert an die Mysterien und die überweltliche Weisheit des Zen. Diese Meditation schult das Herz und die Seele. Ärzte geben ihr einen anderen Namen, um auf ihre beruhigende Wirkung hinzuweisen. Es gibt auch einen Namen, der auf das flüchtige Qi anspielt.

Wenn Sie die Meditation in diesem Licht sehen, wird klar, dass sie und die Atemkünste zwei unterschiedliche Teile desselben Weges sind.

Die Atmung vervollständigt die Meditation. Richtige Atmung ist ein Schritt hin zur effektiven Meditation. Die eine ist also das Fundament der anderen; aber es ist schwierig, sie zu verbinden. Vermischen Sie Atemübungen und Meditation nicht willkürlich.

Die Meditation gleicht einem König, dessen Reich aus vielen Ländern und Provinzen besteht. Es ist unmöglich, dieses umfangreiche, faszinierende Wissen auf wenigen Seiten abzuhandeln.

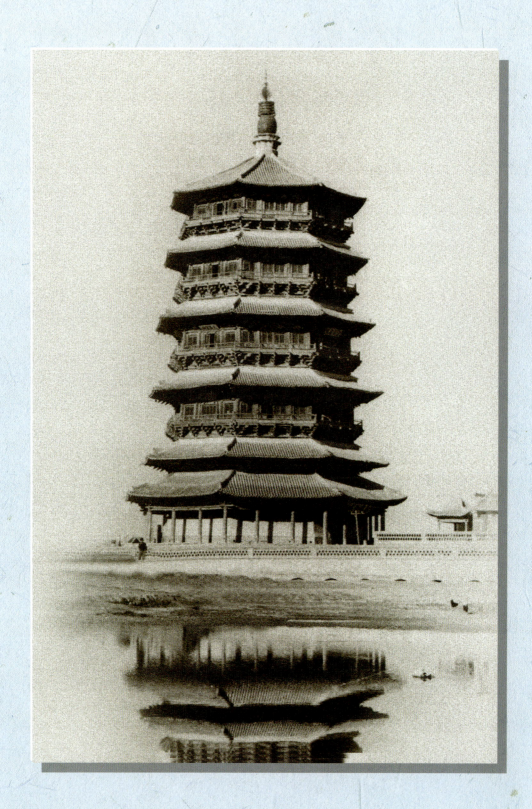

# Teil 2

# Das Fundament bauen

Die Philosophie des Bauens oder Erschaffens lässt sich in einem Wort zusammenfassen: Fundament. Dieses schlichte Wort enthält die Weisheit des Alters und der Erfahrung.

Wenn wir etwas erschaffen oder entwickeln, gleichen wir einem Baumeister. Die meisten Dinge werden von unten nach oben gebaut, selten umgekehrt. Das Fundament jedes Bauwerkes ist von größter Bedeutung. Die Basis ist immer mindestens so breit wie die Spitze, wenn nicht größer. Es gibt nur wenige Gebäude, deren Spitze breiter ist als das Fundament.

Pyramiden sind vorzügliche Beispiele dafür. Der Querschnitt einer Pyramide wird umso größer, je mehr wir uns dem Fundament nähern. Es ist nicht erstaunlich, dass die Pyramiden andere alte Bauwerke überdauert haben und zu den Weltwundern gehören. Sie basieren auf einem universellen Prinzip und wurden daher sowohl in der Alten als auch in der Neuen Welt errichtet.

Die Absenkung des Schwerpunktes ist der Schlüssel zur Festigkeit und Stabilität. Dies ist das Geheimnis der Pyramiden. Trotz ihrer Größe sind sie nur eine architektonische Metapher für etwas noch Größeres.

Dasselbe gilt für Bescheidenheit und Demut. Wenn Sie Ihr Ich und Ihren Eigendünkel dämpfen, werden Sie standhafter und entschlossener. Nur wenn Sie bescheiden sind, machen Sie echte Fortschritte. Dies ist einer der Gründe dafür, dass spirituelle Disziplinen so großen Wert auf Demut legen.

Jede Schulung des Körpers oder des Geistes beruht auf diesem Prinzip. Erziehung, die Schulung des Wissens, ist ein hervorragendes Beispiel. Anfangs studieren Sie viele verschiedene Fächer, und erst wenn Sie durch Prüfungen nachgewiesen haben, dass Sie das Gelernte verstehen, beginnt die höhere Bildung. Je weiter Sie auf dem Bildungsweg vorankommen, desto enger wird das Studienfach – Sie spezialisieren sich.

Dieser Grundsatz gilt auch für den Körper. Wenn Sie die Beine kräftigen, stärken Sie den ganzen Organismus.

Das symbolisiert auch ein traditionelles chinesisches Spielzeug namens Bei Tao Yung (»Der alte Mann, der nie stürtzt«). Auf diese hohle Holzpuppe mit einem runden Unterteil und einer schmaleren Spitze ist das Bild eines Greises gemalt. Ein Gewicht in der Basis sorgt dafür, dass die Puppe nie umfällt, einerlei, wie sehr man sie neigt oder stößt. Dieses Spielzeug ist ein Symbol für Zähigkeit, Entschlossenheit und Hingabe. Viele Eltern bringen ihren Kindern bei, sich daran ein Beispiel zu nehmen.

Dieser Abschnitt befasst sich mit der Grundlage einer guten Übungspraxis. Die Grundübungen sind zwar einfach, aber wenn Sie eifrig und beharrlich üben, machen Sie in den späteren Stadien der Ausbildung große Fortschritte.

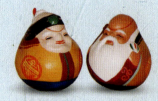

*Traditionelle chinesische Spielzeuge:
Ein alter Mann und eine alte Frau,
die nie umfallen.*

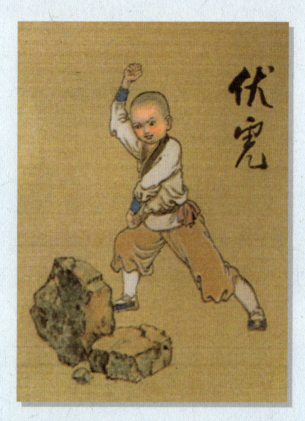

*Diese Illustration aus dem Hauptfries am Shaolin-Tempel in den Sung-Bergen Zentralchinas zeigt einen Schüler, der den Schritt »Zähme den Tiger« übt.*

## Schrittstellungen

Die erste Übung für Ihr Grundlagentraining ist eine Schrittstellung, also eine stationäre Position, wie sie in den Kampfkünsten häufig vorkommt. Das System von Schrittstellungen ist eine der wenigen Gemeinsamkeiten zwischen den einzelnen Kampfkünsten; alle benutzen sie im Rahmen ihres Grundlagentrainings.

Schritte sind Stellungen oder Übungen, die sich hauptsächlich auf die Beine konzentrieren. Der »Pferdeschritt« wurde beispielsweise nach der Stellung benannt, die man beim Reiten einnimmt. Er ist Teil der Übung auf Seite 48.

Obwohl beide Systeme stationär sind, dürfen Sie Schrittstellungen nicht mit Zhan Zhuang verwechseln. Es bestehen große Unterschiede zwischen ihnen, die fast einem Abgrund gleichkommen. Beiden ist die Ruhe gemeinsam, aber die Schritte haben mit dem Rahmen und der Struktur zu tun. Die Tiefe und die Ausführung der beiden Systeme lassen sich nicht vergleichen.

Schrittstellungen kräftigen den Körper vom architektonischen und physikalischen Standpunkt aus. Man könnte sie sogar als technische Verfahren bezeichnen.

48  Das Fundament bauen

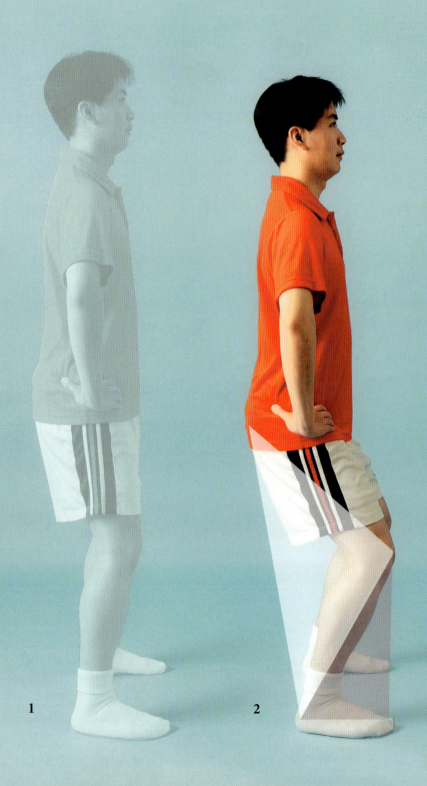

1    2

# Die Kräftigung der Beine

Diese Schrittstellung trainiert die Oberschenkelmuskeln. Sie hat im Gegensatz zu den meisten anderen Übungen keine mentalen Aspekte. Wir verzichten auch auf das Visualisieren. Die Beinmuskeln werden auf subtile Weise gestärkt.

Diese Übung ist ein mechanisches Kunstwerk, bei dem Zehen, Fersen, Knie und Hüften präzise ausgerichtet sind. Sie ist ein Bauwerk aus Linien, Dreiecken und Achsen. Zehen, Fersen und Knie bilden ein starres und architektonisch mächtiges rechtwinkliges Dreieck. Fersen, Knie und Hüften formen ein weiteres Dreieck. Diese subtilen inneren Dreiecke sind das Fundament, auf dem Sie Stärke aufbauen.

**1** Stehen Sie mit leicht gebeugten Knien aufrecht. Schauen Sie nach vorne. Legen Sie die Hände auf die Hüften, und versuchen Sie, die Schultern nicht zu versteifen. Strecken Sie nicht das Gesäß nach hinten, und neigen Sie sich nicht nach vorne. Entspannen Sie alle Muskeln, und atmen Sie ruhig.

**2** Gehen Sie langsam in die Hocke. Stellen Sie sich vor, dass Sie auf einem unsichtbaren Stuhl sitzen. Die Knie sind ein wenig gebeugt, ragen aber nicht über die Zehen hinaus. Der Rumpf bleibt gerade. Entspannen Sie die Beine, und bleiben Sie etwa drei Minuten in dieser Stellung.

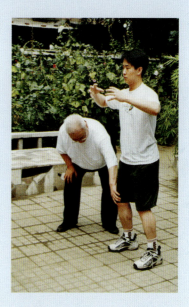

*Professor Yu prüft bei Tinhun Lam die optimale Stellung der Knie im Stand. Er achtet darauf, dass die Knie nicht über die Zehen hinausragen.*

# Muskeltraining

Bei dieser Übung konzentrieren wir uns nicht auf die Oberschenkel, sondern auf die Wadenmuskeln. Dieser Schritt stellt höhere Anforderungen an den Gleichgewichtssinn, aber die erhobenen Arme stabilisieren Sie und sind zudem ein Teil des Trainings.

Halten Sie diese Stellung durch, so lange Sie können, und versuchen Sie, während der Übung den ganzen Körper zu entspannen. Auf die Wadenmuskeln brauchen Sie nicht zu achten. Strengen Sie sich nicht zu sehr an. Wenn Sie müde werden oder das Gleichgewicht zu verlieren beginnen, senken Sie die Fersen ab und richten sich auf. Kehren Sie in die Ausgangsposition zurück, ruhen Sie sich einen Moment aus, und machen Sie dann weiter.

**1** Heben Sie die Arme seitwärts. Biegen Sie die Hände nach oben, aber beugen Sie die Handgelenke nicht zu stark, damit sie nicht schmerzen. Die Finger bleiben geschlossen und gerade. Stellen Sie sich vor, dass Sie in einer schmalen Gasse gegen beide Wände drücken. Die Schultern sollten weder angehoben noch steif sein. Spreizen Sie die Beine etwa schulterweit, wie die beiden gelben Linien es andeuten.

**2** Gehen Sie langsam in die Knie, und heben Sie dabei die Fersen ganz leicht an. Suchen Sie eine delikat ausbalancierte Stellung, in der Sie völlig unbeweglich sein können. Drücken Sie die Beine leicht zusammen, als würden Sie einen großen Ballon zwischen den Knien halten. Neigen Sie sich nicht nach vorne.

Wie Sie sehen, hat diese Schrittstellung eine klare Struktur. Die Schultern und Handgelenke bilden eine solide waagrechte Linie und werden von starken senkrechten Linien gestützt, die durch die Zehen, Knie und Schultern verlaufen.

Muskeltraining 51

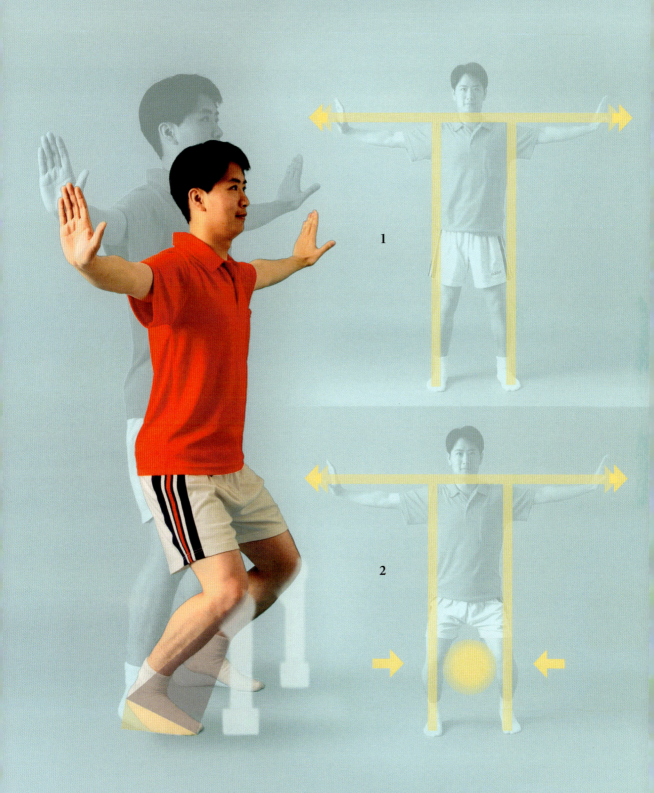

1

2

# Sekundäre willkürliche Bewegungen

Bei dieser Übung für die Beine konzentrieren wir uns wieder auf die Wadenmuskeln. Das ist kein Zufall. Da wir uns mit den Beinen, dem unteren Teil des Körpers, befassen, achten wir auch auf deren unteren Teil.

Der menschliche Körper ist ein wirklich erstaunliches Bauwerk. Seine Muskulatur macht uns so geschickt und geschmeidig, dass wir diese Fähigkeiten für selbstverständlich halten. Dennoch bestehen zwischen den einzelnen Muskeln und ihren Bewegungen enorme Unterschiede. Hier wollen wir uns jedoch nicht mit den vielen Muskeltypen und -funktionen beschäftigen, die moderne Anatomen kennen, sondern allein mit den willkürlichen Bewegungen bestimmter Beinmuskeln.

Der Ausdruck »willkürliche Bewegungen« bezieht sich auf die Kontraktion und Entspannung von Muskeln, die wir bewusst steuern können – im Gegensatz zu unwillkürlichen Muskeln wie das Herz, das treu und brav pumpt, ob es uns passt oder nicht.

Manche willkürlichen Muskeln bewegen die Arme und Beine. Diese Bewegungen nennen wir »primäre willkürliche Bewegungen«. Wenn wir bestimmte Muskeln kontrahieren und lockern, verlagern sich bestimmte Körperteile im Raum. Diese Muskelkontraktionen ermöglichen unsere täglichen Bewegungen.

Bei dieser Übung geht es vor allem um die »sekundären willkürlichen Bewegungen«. Das sind Bewegungen, die wir ebenfalls willentlich steuern können, die aber keine Körperteile bewegen. Die meisten Menschen sind sich dieser Bewegungen nicht bewusst, weil sie im Alltag nur jene Muskeln bewusst kontrahieren, die eine räumliche Verlagerung ermöglichen.

Auf den ersten Blick mögen Ihnen diese sekundären willkürlichen Bewegungen unwichtig vorkommen, aber wenn Sie mehr Erfahrung haben, wird Ihnen klar, dass sie von enormer Bedeutung sind. Allerdings sind solche Muskelkontraktionen viel schwieriger, als Sie vielleicht glauben. Sie brauchen dafür eine Menge Willenskraft und müssen sich anstrengen.

Mit dieser Übung trainieren Sie jeweils ein Bein. Anders als die beiden vorigen Übungen setzt diese eine beträchtliche mentale Kraft voraus. Anfangs finden Sie es gewiss ermüdend, sich auf diese Bewegungen zu konzentrieren. Gerade deshalb müssen Sie die sekundären willkürlichen Bewegungen der Beine trainieren.

> **Hinweis:**
> Sie versuchen hier, die Wadenmuskeln bewusst zu kontrahieren. Wie Sie auf den kleinen Abbildungen rechts sehen, ist diese Übung subtil, aber sehr wirksam. Muskeln über dem Knie und unter dem Knöchel sind nicht beteiligt. Die ganze Übung ist sorgfältig zusammengestellt, damit sie die gewünschte Wirkung hervorruft.

Sekundäre willkürliche Bewegungen

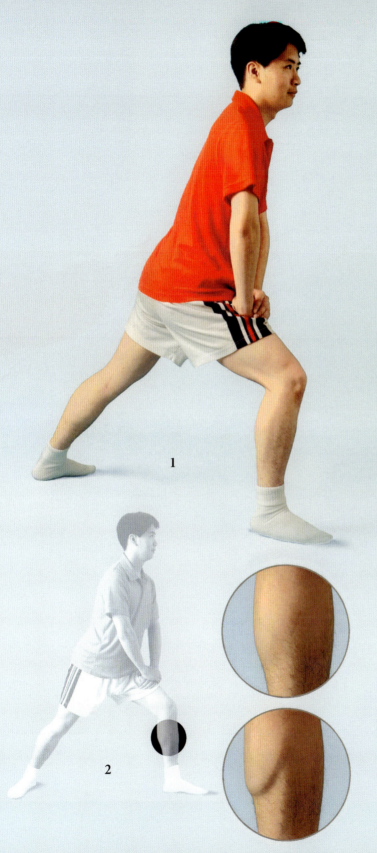

**1** Machen Sie mit dem rechten Fuß einen großen Schritt nach vorne. Das rechte Bein ist gebeugt, die Zehen zeigen nach vorne. Das linke Bein bleibt gestreckt, aber der Fuß zeigt ein wenig nach links. Der Schritt sollte nicht so groß sein, dass das Bein überstreckt wird und die Oberschenkel innen schmerzen – das ist nicht Ihr Ziel.

Verlagern Sie 70 Prozent Ihres Gewichts auf das rechte Bein und 30 Prozent auf das linke. Beide Hände liegen auf dem rechten Oberschenkel nahe der Hüfte; die linke Hand ist oben. Kontrahieren Sie die rechten Wadenmuskeln, so lange Sie können. Entspannen Sie dann das Bein, und beginnen Sie von vorne. Wiederholen Sie die Übung 30 Mal.

**2** Wechseln Sie nun die Beine: Das linke ist jetzt gebeugt, das rechte gestreckt. Die linke Hand liegt zwischen der rechten Hand und dem linken Oberschenkel. Kontrahieren Sie die linken Wadenmuskeln, so lange Sie können, und entspannen Sie dann das Bein. Wiederholen Sie die Übung 30 Mal.

Diese Übung und das Prinzip der sekundären willkürlichen Bewegungen hat Professor Yu Yong Nian, ein Schüler des berühmten Großmeisters Wang Xiang Zhai, nach langjähriger, intensiver Forschung entwickelt.

Die Wadenmuskeln gehören zu den am wenigsten bekannten Körperteilen. Die Waden sind natürlich strukturell wichtig, aber wir beachten sie kaum. Sie reagieren eher auf äußere Umstände, als auf sie einzuwirken, und wir nutzen die vielen verschiedenen Schichten von Wadenmuskeln nur teilweise effektiv. Ihr Ziel besteht also darin, das Potenzial der Waden möglichst vollständig zu erschließen. Darum trainieren Sie die sekundären willkürlichen Bewegungen.

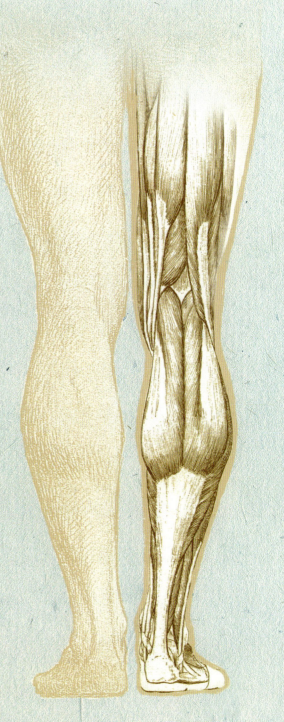

## Das zweite Herz

Gute Durchblutung ist für unser Wohlbefinden unerlässlich. Der Kern des Kreislaufs ist das Herz, das Blut durch die vielen Arterien, Venen und feinen Kapillaren pumpt.
Je weiter ein Körperteil vom Kern entfernt ist, desto schwächer ist er. Die Gliedmaßen sind im Grunde Verlängerungen des Rumpfes, und die am weitesten entfernten Teile sind die Füße. Deshalb werden sie am schwächsten durchblutet. Von den Füßen bis zum Herzen muss das Blut mehr als einen Meter zurücklegen, und wenn Sie stehen, muss es zudem die Schwerkraft überwinden. Kein Wunder, dass die Füße schlecht durchblutet sind! Das wissen Sie aus eigener Erfahrung: Wenn Ihnen kalt wird, spüren Sie es zuerst in den Fingern und Zehen, weil diese weniger Blut und Energie erhalten. Im Winter sind die Zehen besonders anfällig für Frostbeulen.
Sie brauchen Zeit und Hingabe, um die Wadenmuskeln zu trainieren. Vielleicht kommt Ihnen das Training manchmal etwas langweilig vor; aber die Gründe und die Erläuterungen sind faszinierend. Das Herz ist ein koordiniertes System aus Muskeln, die Blut durch den Körper pumpen. Das Herz ist im Wesentlichen ein Muskel. Aber die Muskeln können auch als Herz fungieren!

Das Blut fließt vom Herzen in die Gliedmaßen. Wenn es zum Herzen zurückströmt, steht es unter geringerem Druck und muss Venen passieren, die keine eigene Muskelspannung haben. Sie können den Blutrückfluss fördern, indem Sie die Muskeln in der Umgebung der Venen kontrahieren.
Die Wadenmuskeln können wirksame Blutpumpen sein. Wenn Sie trainieren, können Sie den Blutkreislauf willkürlich mit den Beinen beschleunigen, indem Sie Blut durch die Venen der Füße und Beine nach oben pumpen. Dadurch entlasten Sie das Herz, was vor allem bei Herzproblemen hilfreich ist.
Ich habe diese Übungen für die Wadenmuskeln »sekundäre Herz-Übungen« getauft.

»Eine Kette ist nur so stark wie ihr schwächstes Glied.«

Diese Redensart erklärt hervorragend, wie das zweite Herz die Gesundheit und die innere Energie unmittelbar beeinflusst. Kraft wird hier nicht auf anderen Kräften aufgebaut, sondern auf unseren Schwächen. Indem wir unsere schwächeren Körperteile trainieren, werden wir fundamental stärker. Der Pegel unserer inneren Kraft steigt. Der schwächste Punkt des Kreislaufs wird zum Schlüssel für mehr Energie und Vitalität. Unsere Schwäche wird zur Stärke.

# Wu Qi

*Der Körper streckt sich wie von einem Faden gezogen.*
*Zwei Augen, die spirituellen Lichter, sammeln.*
*Zwei Ohren lauschen der höchsten Stille.*
*Der kleine Bauch ist immer rund.*
GROSSMEISTER WANG XANG ZHAI

Dies ist eine sehr wirksame Stellung, mit der Sie vertraut werden sollten. Einerlei, ob Sie sehr erfahren oder Anfänger sind, diese Übung dürfen Sie nicht leicht nehmen oder gar weglassen. Sie haben Wu Qi bereits bei der natürlichen Ganzkörperatmung kennen gelernt.

Wu Qi ist die fundamentale, die primäre Stellung, das Alpha und Omega. Der chinesische Begriff bedeutet »höchste Leere«. Da alle Dinge aus dem Nichts kommen und zum Nichts zurückkehren, symbolisiert diese Übung den Anfang und das Ende – einen Zyklus.

Diese Stellung symbolisiert die Leere und umfasst gleichzeitig alles im Kosmos. Wu Qi harmonisiert die Energien des Himmels, der Erde und des Menschen. Deshalb wird es auch »Stellung der Ur-Energie« genannt. Da mit »Himmel« alle Dinge oben und mit »Erde« alle Dinge unten gemeint sind, verbindet diese Stellung Sie mit allem, was existiert: Sie sind ein Glied in einer langen Kette, ein integraler Bestandteil von Myriaden Existenzen.

Wenn Sie Tai Qi kennen, ist Ihnen auch Wu Qi vertraut. Es ist die Stellung am Anfang und am Ende der Form. Das hat weit reichende Folgen. Tai Qi besteht aus faszinierenden und inspirierenden Bewegungen, die alle der Ebene der Existenz angehören und darauf hinweisen, dass Myriaden von Dingen aus dem Nichts hervorgehen und eines Tages zum Nichts zurückkehren. Die Existenz ist nur ein zeitweiliges Sein im ewigen Nichts.

Wu Qi ist eine vielschichtige Idee voller Weisheit; doch während des Übens brauchen Sie nicht darüber nachzudenken, sonst wird der Geist trübe. Es ist aber nützlich, die Tiefe von Wu Qi zu verstehen.

**Im Wu Qi stehen**

Stellen Sie sich vor, im Regen zu stehen. Jeder Regentropfen fließt auf Ihrem Körper nach unten und dann in den Boden, und jeder Tropfen spült Spannungen und Ängste fort. Der Regen reinigt die Seele und den Geist.

Schauen Sie nach vorne und ein wenig nach unten, als würden Sie auf dem Gipfel eines Berges den Horizont betrachten. Sie schauen ins Nichts und sehen doch alles. Entspannen Sie die Augenlider, ohne sie zu schließen. Wenn Ihnen das schwer fällt, blicken Sie aus dem Fenster auf einen grünen Gegenstand, am besten auf etwas Natürliches wie einen Baum.

Üben Sie diese Stellung täglich etwa fünf Minuten. Wenn Sie Fortschritte machen, verlängern Sie die Zeit allmählich auf zehn Minuten.

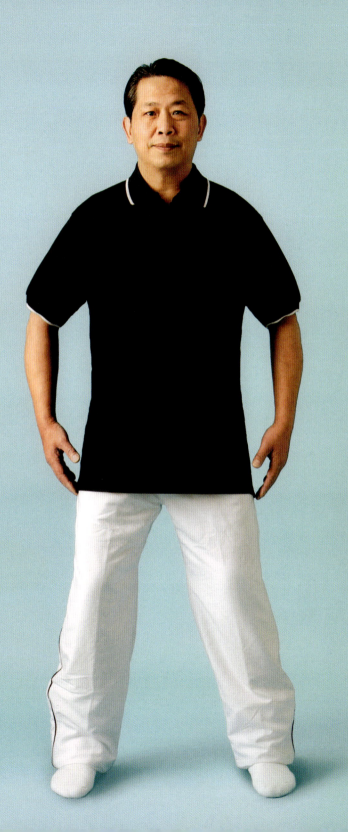

Spreizen Sie die Beine etwa schulterweit. Die Füße sind parallel und zeigen nach vorne.

Die Arme hängen anmutig herab und sind ganz natürlich nach außen gekrümmt, so dass die Achselhöhlen ein wenig offen sind.

Lockern Sie die Knie und Ellbogen, so dass die Gliedmaßen nicht steif und gerade sind.

Stehen Sie aufrecht, und neigen Sie sich weder nach vorne noch nach hinten.

Gehen Sie ein wenig in die Knie, als säßen Sie auf einem riesigen Ballon.

Visualisieren Sie einen goldenen Faden, der oben am Kopf befestigt ist und Sie nach oben zieht.

# Die Mitte verstehen

Der Stand ist die natürlichste Stellung des Körpers. Wenn Sie stehen, sind alle Meridiane und Adern optimal ausgerichtet – nichts ist gekrümmt oder verdreht. Das Qi und das Blut können ungestört fließen.

Die erste und wichtigste Standposition ist Wu Qi. Sie ist auf einer fundamentalen Ebene in Ihren Organismus integriert. Wenn Sie Wu Qi einnehmen, fühlen Sie sich auf natürliche Weise wohl. Dies ist Ihre neutrale, ursprüngliche Stellung. Alle anderen sind nichts weiter als Verlagerungen.

Nun wollen wir diese ursprüngliche Stellung ergründen. Wenn Sie hier und da von Ihrer Mitte aus kleine Veränderungen vornehmen, lernen Sie Wu Qi und daher auch sich selbst auf einer tieferen Ebene verstehen. Abweichungen vom Zentrum machen Ihnen klarer, was »neutral« ist.

Dieser Stand gleicht einer Glocke mit einem Pendel. Der Körper ist die Glocke, die Mitte ist das Pendel. Wird die Glocke bewegt, passt das Pendel sich an.

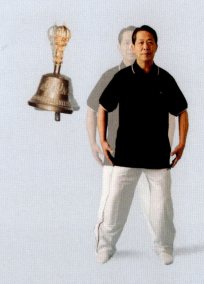

*Oben:* Beginnen Sie im neutralen Wu Qi. Verlagern Sie dann ihre Gewicht etwas nach links, so dass es zu 60 Prozent auf dem linken und zu 40 Prozent auf dem rechten Bein ruht. Achten Sie darauf, wie Ihre Mitte sich anpasst. Probieren Sie die Übung nun nach der anderen Seite.

> **Hinweis:** Bevor Sie die folgenden Übungen machen, rate ich Ihnen dringend, nicht zu viel Zeit für das nach vorne geneigte Wu Qi zu opfern – es ist für Menschen mit Bluthochdruck oder Herzbeschwerden weniger geeignet.

**1** Beginnen Sie im neutralen Wu Qi. Verlagern Sie dann 60 % Ihres Gewichts auf die Fersen und 40 % auf die Zehen. Achten Sie darauf, wie Ihre Mitte sich anpasst.

**2** Beginnen Sie im neutralen Wu Qi. Verlagern Sie dann 60 % Ihres Gewichts auf die Zehen und 40 % auf die Fersen.

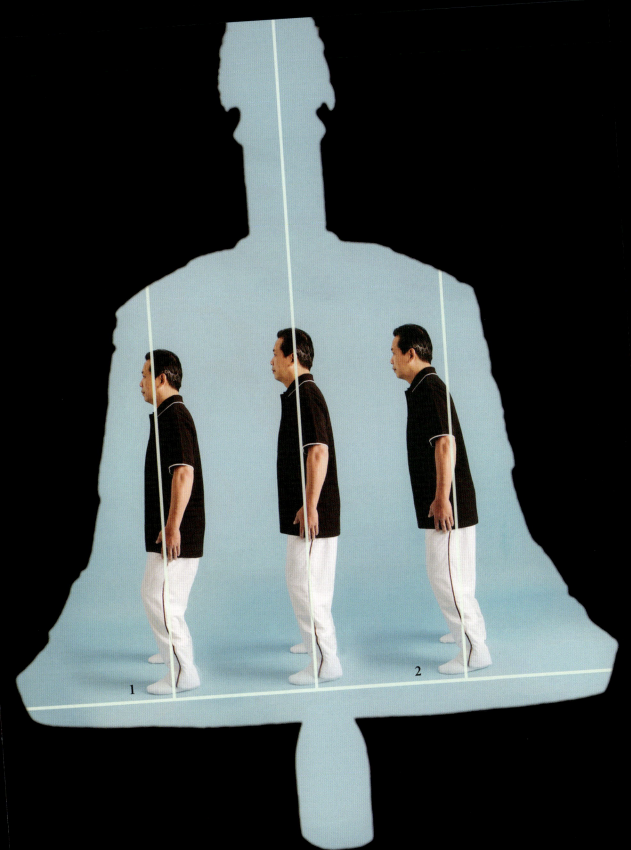

## Das Fundament bauen

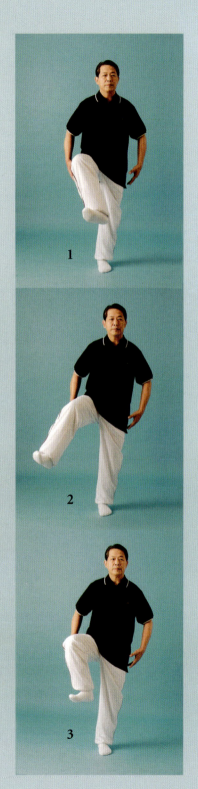
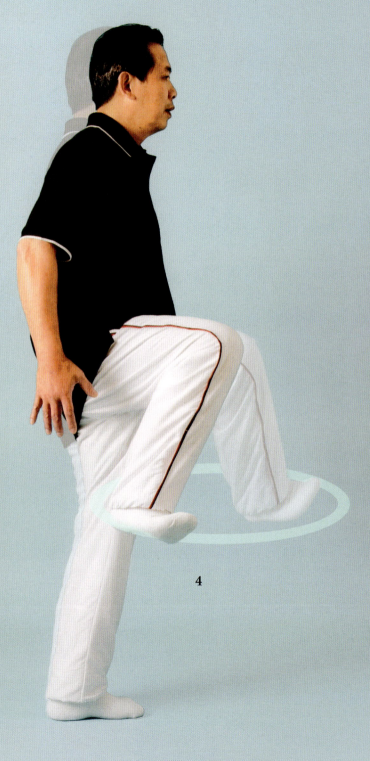

# Das Fußkreisen

Diese Übung kräftigt beide Beine gleichzeitig, aber jeweils auf andere Weise. Es ist, als würden Sie zwei Teile eines Puzzles von verschiedenen Stellen holen und zusammenfügen.

Für ein Bein ist das Training anstrengend. Äußere Bewegungen gibt es nicht; alles geschieht innen und unsichtbar. Das Bein, das Ihr ganzes Gewicht trägt, wird stärker und ausdauernder. Für das andere Bein ist die Übung einfach und leicht. Es bewegt sich aktiv und wird dadurch geschmeidiger.

Insgesamt fördert diese Übung die Koordination und das Gleichgewicht. Sie balancieren auf einem Bein, während das andere sich bewegt. Dadurch wird das Knie flexibler und das Bein stärker; außerdem werden die Hüften und das Becken, die Verbindung zwischen Rumpf und Füßen, subtil trainiert.

Wenn es Ihnen schwer fällt, auf einem Bein zu stehen, stützen Sie sich auf einen Stuhl. Stellen Sie den Stuhl an die linke Seite, wenn Sie den rechten Fuß kreisen lassen, und umgekehrt.

Lassen Sie jeden Fuß anfangs zehn Mal kreisen. Wenn Sie Fortschritte machen, erhöhen Sie die Zahl der Kreise auf 30. Die Füße brauchen sich nicht schnell zu drehen. Es geht hier nicht um Schnelligkeit, sondern um eine stetige, langsame Drehung.

**1** Sie stehen aufrecht und schauen nach vorne. Heben Sie das rechte Bein. Die Arme sind zwanglos gekrümmt, die Handflächen zeigen zu den Oberschenkeln. Das rechte Knie bewegt sich nicht, der Knöchel ist etwas gebeugt, so dass die Zehen etwas höher sind als die Ferse.

**2** Lassen Sie den rechten Fuß im Uhrzeigersinn kreisen. Das Knie ist parallel zum Boden, der Oberschenkel bewegt sich nicht.

**3** Der rechte Fuß bleibt gebeugt. Nur der rechte Unterschenkel bewegt sich; der Rest des Körpers bleibt unbewegt.

**4** In der Seitenansicht erkennen Sie, dass das stützende linke Bein nicht ganz gestreckt ist. Der rechte Oberschenkel liegt waagrecht, und das Knie bewegt sich kaum.

Heben Sie nun das linke Knie, und lassen Sie den linken Fuß gegen den Uhrzeigersinn kreisen.

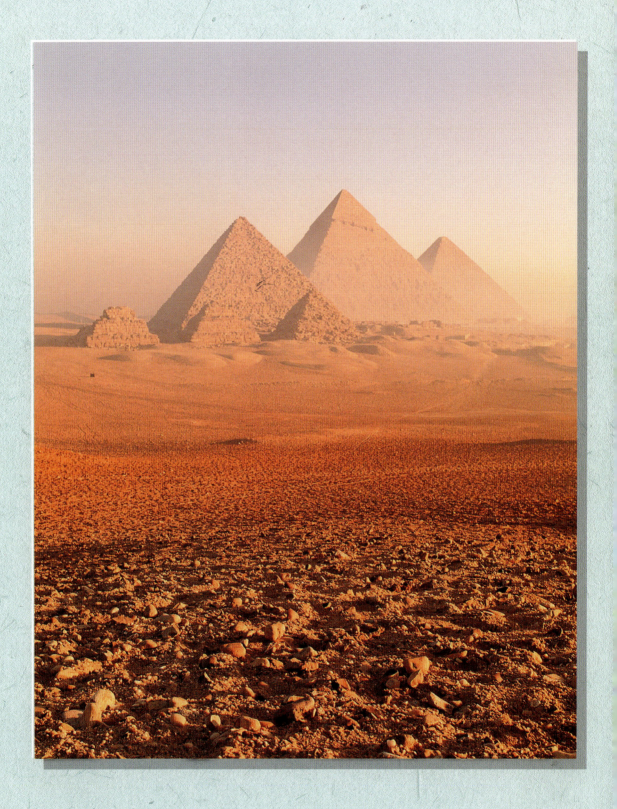

# Teil 3

# Die Kräfte der sechs Richtungen

*Tao gebiert Eins,
Eins gebiert Zwei,
Zwei gebiert Drei,
Drei gebiert Myriaden Dinge.*
Lao Tse

Das obige Zitat ist dem *Tao Te Ching* entnommen, das Lao Tse, der wohl größte Weise im alten China, geschrieben hat. Obwohl der Vers unterschiedlich gedeutet werden kann, beschreibt er vorzüglich, wie die Existenz sich aus dem Nichts entwickelt, wie aus der Null das Unendliche wird. Diese faszinierende Idee ist einer der Grundpfeiler der östlichen Philosophie und in vielen Lebensbereichen sichtbar. In diesem Kapitel finden Sie ein subtiles Beispiel.

Zhan Zhuang, das wundervolle System der inneren Energieübungen, ist eine stationäre Kunst. Das Fehlen von Bewegungen zeigt, dass die äußere Präsenz bedeutungslos und in gewisser Hinsicht illusorisch ist. Sie gleichen einem Punkt ohne Länge, Breite und Höhe. Sie sind dimensionslos.

Ihre Mitte, der Tan Tien, ist ebenfalls ein dimensionsloser, unsichtbarer Punkt. Zhan Zhuang versetzt Sie in eine Welt mit null Dimensionen.

Gehen ist dagegen etwas völlig anderes, denn es bringt Sie von einem Ort zum anderen. In unserer Wirklichkeit hat die Bewegung drei Dimensionen.

Der Übergang vom Qi Gong im Stehen zum Qi Gong im Gehen ist ein Übergang von der Leere zur Existenz, vom Nichts zum Etwas. Ein vormals dimensionsloser Punkt wird in drei Dimensionen aktiv. Sie befinden sich jetzt im Räumlichen und sind dimensional geworden.

Diese räumliche Evolution entspricht dem, was Lao Tse vor rund 2500 Jahren lehrte. Sie setzt jedoch harte Arbeit voraus. Um Volumen zu gewinnen, müssen Sie die drei Achsen trainieren. Da jede Achse zwei Richtungen hat, gibt es sechs fundamentale Richtungen, auf die Sie sich konzentrieren müssen. Dies ist das Ziel und das Thema dieses Kapitels über die Kräfte der sechs Richtungen.

Die sechs Richtungen machen Ihre Mitte zu einem Punkt zwischen den Basen zweier Pyramiden, eine oben und eine umgekehrte unten. Ihre Mitte kann linear zu jeder der sechs Ecken reisen – zu den beiden Spitzen und den vier gemeinsamen Ecken der Basis. Diese Form symbolisiert die Beweglichkeit Ihres Mittelpunktes, der seinerseits die Basis der räumlichen Bewegung ist.

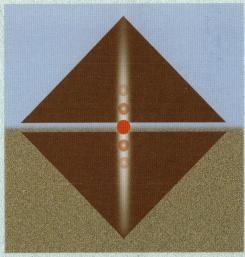

Ihr Mittelpunkt kann vertikal
in zwei Richtungen wandern …

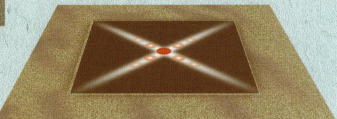

… und seitwärts in vier Richtungen.

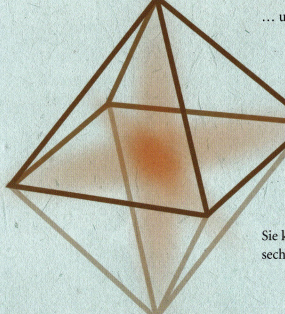

Sie können Ihre Mitte in
sechs Richtungen verschieben.

# Auf und ab

Beginnen wir unsere dimensionale Transformation mit der senkrechten Achse, die uns von den Tieren abhebt: mit dem Stand. Dies ist vielleicht in mancher Hinsicht unsere wichtigste Dimension. Deshalb setzen wir Kraft oft instinktiv mit Größe und Statur gleich.

Sie beginnen diese Übung im Wu Qi, der neutralen Stellung, deren Details Sie bereits im vorigen Kapitel (siehe Seite 56–57) kennen gelernt haben. Hier bewegen Sie Ihre Mitte auf und ab, um Dimensionen zu schaffen.

Oberhalb der Taille sollten Sie sich nicht bewegen. Arme, Kopf und Rumpf bleiben still. Wenn Ihre Mitte sinkt, beugen Sie nur die Knie und atmen dabei langsam und ruhig aus. Während Sie Ihre Mitte anheben, strecken Sie die Beine und atmen tief, aber natürlich ein.

Diese Übung kräftigt nicht nur die Beine, sondern auch die Taille und das Becken. Letzteres geschieht zwar subtil, aber es ist ebenfalls sehr wichtig.

Anfangs machen Sie diese Auf-und-ab-Bewegung zehnmal langsam. Steigern Sie sich dann allmählich auf 30 Wiederholungen.

> **Hinweis:** Sobald Sie mit der Bewegung vertraut sind, passen Sie sie Ihrem Atemrhythmus an. Die Atmung bestimmt das Tempo, nicht umgekehrt.
> Atmen Sie natürlich.

**1** Bewegen Sie Ihre Mitte in gleichmäßigem Tempo auf und ab. Sie sollten die Bewegungen im Geist als Rhythmus empfinden. Die Beine dürfen nie ganz gestreckt oder steif sein. Beugen Sie aber die Knie nicht zu stark; sie sollten nie über die Zehen hinausragen. Beugen und strecken Sie die Knie also während der Übung nur leicht.

**2** Bei dieser Übung bleiben die Beine elastisch. Sie gehen nicht einfach in die Knie. Stellen Sie sich vor, dass zwischen Hüften und Knöcheln zwei starke senkrechte Federn befestigt sind (siehe rechts). Wenn Sie sich nach oben bewegen, müssen Sie sich anstrengen, um die Feder zu strecken; wenn Sie sich entspannen, zieht die Feder Sie wieder nach unten. Strecken und entspannen Sie sich abwechselnd, aber bleiben Sie so entspannt wie möglich.

Auf und ab

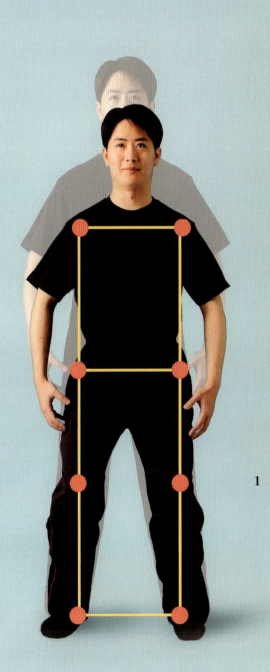

1

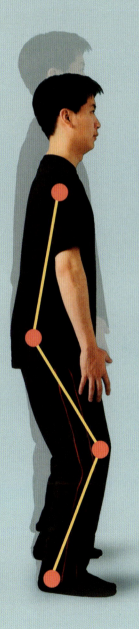

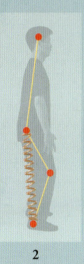

2

# Links und rechts

Im Gegensatz zur vorigen Übung bewegen Sie bei der Übung für die zweite Achse die Arme. Hier verlagert sich Ihre Mitte waagrecht von links nach rechts. Was die Koordination des ganzen Körpers anbelangt, ist diese Übung komplizierter als die vorige.

Diese Übung sieht dank der lockeren Bewegungen mühelos und einfach aus. Sie sollte in der Tat angenehm und entspannend sein; aber sie ist nicht so leicht, wie es scheint. Unter der Oberfläche ist sie ein komplexes System aus Puppen und Puppenspielern, die Bewegungen ausführen.

Sie heben beide Arme nacheinander seitlich an. Das ist eine sanfte Bewegung, als wären an den Handgelenken Fäden befestigt, die sie nach oben ziehen. Der angehobene Arm bleibt locker, und der Ellbogen hängt nach unten. Sie dürfen die Schultern nicht versteifen oder heben. Im Arm ist keine Kraft. Die Hand ist ebenfalls entspannt, die Finger sind gespreizt und gekrümmt. Sie gleichen einer Marionette, an der ein unsichtbarer Spieler die Fäden zieht.

Wenn Sie einen Arm seitlich heben, bewegen sich der Körper und die Mitte ebenfalls in diese Richtung. Visualisieren Sie einen elastischen Faden zwischen dem Handgelenk und der Hüfte. Die Hüfte wird mitgezogen, aber nicht so weit wie die Hand. Versuchen Sie, den Körper nicht zu neigen und die Hüfte nicht nach außen zu strecken. Der Körper, der Kopf und der andere Arm bleiben ziemlich ruhig; sie verlagern sich nur waagrecht. Ihr Gewicht ist im Verhältnis 60 zu 40 verteilt. Sie sind sowohl der Puppenspieler als auch die Puppe. Wenn Sie an Ihren Fäden ziehen, bewegen Sie sich.

Koordinieren Sie die Atmung mit Ihren Bewegungen. Atmen Sie tief ein, wenn Sie den Arm heben, und atmen Sie aus, wenn Sie ihn senken. Stimmen Sie sich langsam auf den Rhythmus der natürlichen Atmung ein.

Trainieren Sie beide Seiten abwechselnd zehn Mal, und steigern Sie sich allmählich auf 30 Wiederholungen.

**1** Beginnen Sie im Wu Qi. Heben Sie das rechte Armgelenk langsam seitwärts bis auf Schulterhöhe. Atmen Sie dabei tief und ruhig ein, und verlagern Sie Ihr Gewicht nach rechts, bis 60 % auf dem rechten und 40 % auf dem linken Bein ruhen.

**2** Senken Sie den Arm, und atmen Sie aus, während Sie ins neutrale Wu Qi zurückkehren. Nun ist Ihr Gewicht wieder gleichmäßig zwischen beiden Beinen verteilt. Bleiben Sie kurz im Wu Qi, ehe Sie weitermachen.

Wiederholen Sie die Bewegung auf der anderen Seite. Heben Sie die linke Hand, und verlagern Sie Ihr Gewicht nach links.

Links und rechts

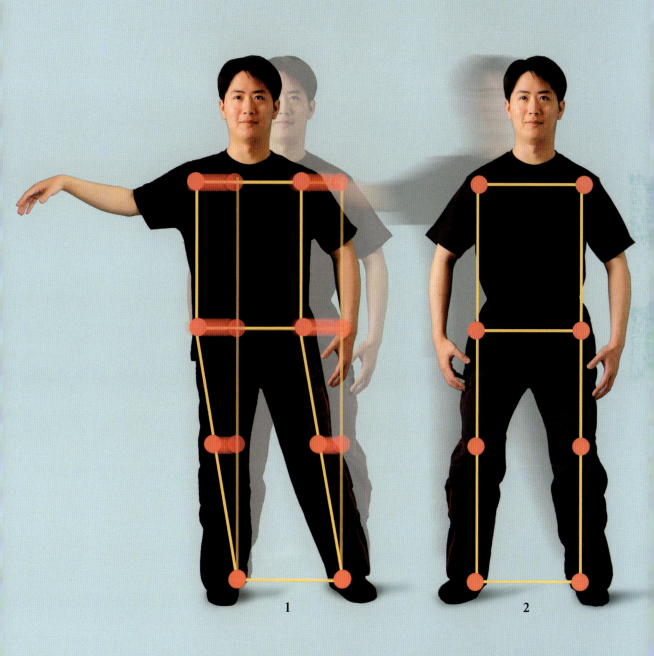

Die Kräfte der sechs Richtungen

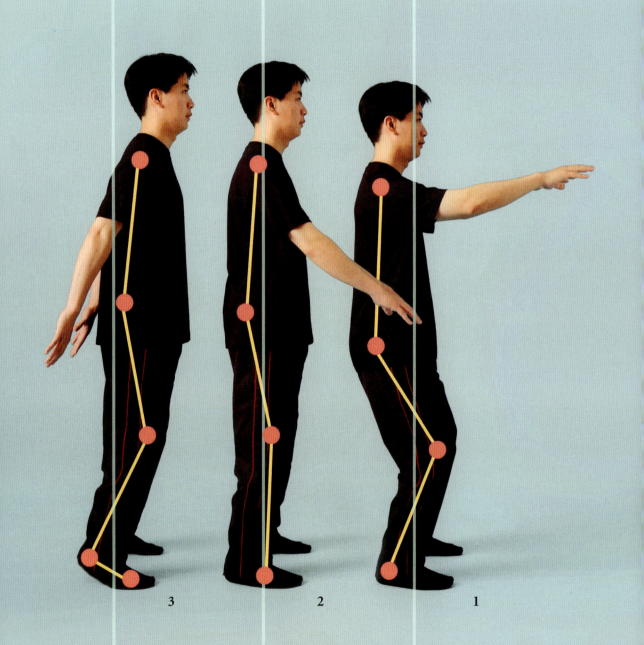

3  2  1

# Vorwärts und rückwärts

Bei den vorigen zwei Übungen haben Sie sich auf und ab oder nach links und rechts bewegt. Ihre Mitte wanderte senkrecht oder waagrecht, fast den echten Achsen entlang. Die dritte Achse ist jedoch etwas anders und viel komplizierter. Diese Übung ist die schwerste der dreidimensionalen Übungen in diesem Kapitel.

Wie alle räumlichen Objekte hat der menschliche Körper eine Länge, eine Höhe und eine Breite. Unsere Länge ist mehr als ausreichend. Verglichen mit den Tieren sind wir relativ zu unserer Masse große Geschöpfe. An der »Auf-und-ab-Übung« sind nur die Beine beteiligt; sie können unsere Mitte senkrecht über eine erhebliche Strecke bewegen. Bei der »Rechts-und-links-Übung« schränkt die Breite des Körpers unsere Bewegung ein. Im Wu Qi hat unsere Mitte Platz für eine waagrechte Bewegung; aber senkrecht konnte sie sich erheblich weiter bewegen.

Die Breite des Körpers von vorne nach hinten ist die größte Einschränkung. Was wir durch Stehen an Höhe gewonnen haben, verlieren wir in dieser Hinsicht. Anders als vierbeinige Säugetiere, zum Beispiel Katzen und Hunde, sind wir, von vorne nach hinten gemessen, dünn. Deshalb verlagert sich unsere Mitte bei dieser Übung nicht genau auf der betreffenden Achse – die Annäherung ist im Vergleich zu den anderen beiden Übungen ziemlich grob.

Machen Sie diese Übung anfangs zehn Mal, und steigern Sie sich allmählich auf 30 Wiederholungen.

> **Hinweis:** Ihr natürlicher Atemrhythmus bestimmt das Tempo dieser Übung. Atmen Sie ein, wenn die Arme sich senken, und atmen Sie aus, wenn sie sich vorne heben.

**1** Beginnen Sie im Wu Qi. Heben Sie beide Arme vorne hoch. Die Handflächen zeigen nach unten. Bewegen Sie den Körper nach hinten, indem Sie ein wenig in die Knie gehen – als versuchten Sie, sich auf einen hohen Hocker zu setzen. Verlagern Sie 60 % Ihres Gewichts nach hinten auf die Fersen. Die erhobenen Arme unterstützen die Balance. Der Körper sollte weder nach vorne noch nach hinten geneigt sein.

**2** Senken Sie behutsam die Arme, als wollten Sie die Luft streicheln. Strecken Sie gleichzeitig die Beine ein wenig. Dadurch bewegt Ihre Mitte sich nach vorne.

**3** Schwingen Sie die Arme sanft nach hinten, so dass der Schwung den Körper nach vorne bringt. Strecken Sie nicht die Brust heraus, und neigen Sie den Körper nicht nach vorne. Beugen Sie die Knie ein wenig, und heben Sie dabei die Fersen ganz leicht an, bis 60 Prozent Ihres Gewichts auf den Fußballen ruhen.

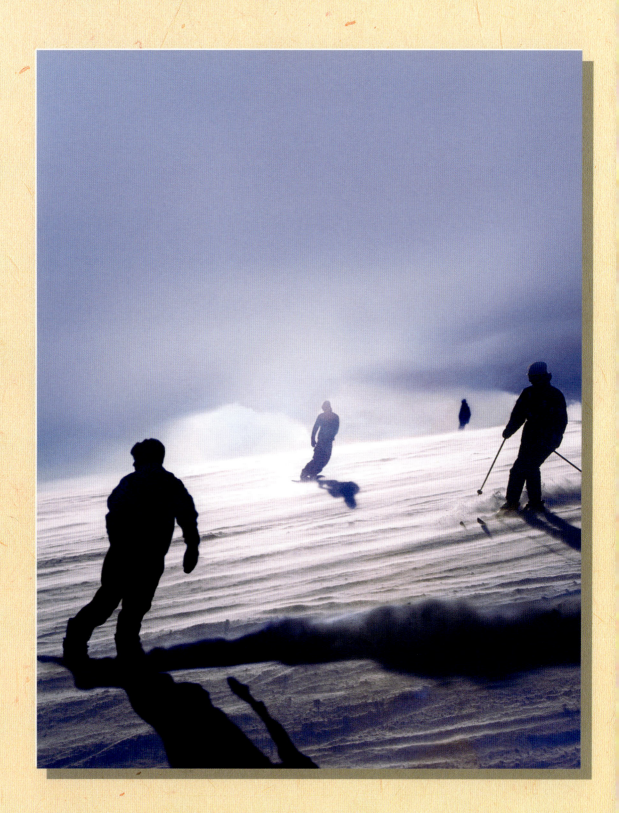

# Teil 4

# Auf die Schritte achten

Schnell wie der Wind …
Reglos wie der Berg …
Bewege dich wie der Donner …
Sun Tse, Kalligrafie von
Meister Lam

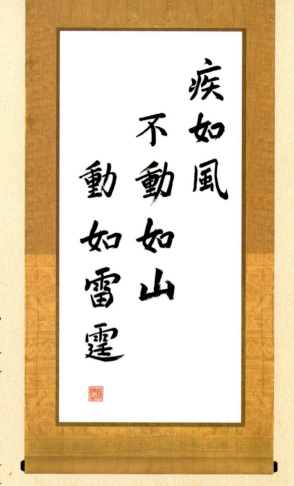

Das sind brillante Analogien, die der berühmte Sun Tse verfasste, der wohl größte Stratege im alten China. Sie beziehen sich auf Bewegungen, die mit Gewalt zu tun haben. Obwohl sie unser Thema nur streifen, sind diese tiefen Einsichten über extreme Formen der Bewegung überaus wichtig, denn sie geben uns einen Einblick in das wahre Wesen der Bewegung.

Bewegung ist jedoch ein Schwert mit zwei Schneiden. Wenn Sie gehen, bewegen Sie sich mit Hilfe Ihrer Beine von einem Ort zum anderen. Das ist ein Veränderungsprozess, und Veränderungen können gewaltsam und unangenehm sein und Sie verwundbar machen. Über diese und andere Veränderungsprozesse wurde im Laufe der Jahrhunderte viel geschrieben und geforscht.

In der Kunst des Da Cheng Chuan, in der Zhan Zhuang das stationäre Element ist, gilt Tsou Pu als dessen bewegliches Gegenstück. Tsou Pu bedeutet »laufende Schritte«. Es ist ein System von unterschiedlichen, sorgfältig ausgeführten Beinübungen, die trotz des Namens keine Schnelligkeit erfordern. Erst nach langem Üben entwickeln manche Bewegungen Tempo und Schwung.

Während Tsou Pu die Beine trainiert, ist Shih Li als Teil des Da Cheng Chuan ein Krafttraining für die Arme. Diese unterschiedlichen Aspekte und seine einzigartige Struktur machen Tsou Pu zu etwas Besonderem.

Obwohl der Name irreführen kann, setzt Tsou Pu Stabilität, Gleichgewicht und Geschmeidigkeit voraus – genau wie die Übungen im Stehen. Dieser Zweig des Da Cheng Chuan basiert auf einer scheinbar widersprüchlichen Idee: Ruhe in Bewegung.

Beim Tsou Pu streben Sie innere Stille an, obwohl Sie sich bewegen. Es ist, als versuchten Sie, ein glatter, runder Ball zu sein. Alle unregelmäßigen Formen haben auf einer flachen Unterlage mehrere Balancepunkte, während ein runder Ball sich immer im Gleichgewicht befindet, einerlei, wie man ihn hinlegt, und sogar, wenn er rollt.

Körper, die sich bewegen, und ruhende Körper unterscheiden sich in physikalischer Hinsicht stark voneinander. Das können Sie im Alltag beobachten. Ein Fahrrad fällt im Ruhezustand um, bleibt aber aufrecht, wenn Sie damit fahren. Eine Brücke kann eine Last, die sie überquert, leichter tragen als eine stationäre Last. Diese Unterschiede in der Dynamik machen Tsou Pu so einzigartig, und darum bleibt es oft fortgeschrittenen Schülern des Da Cheng Chuan vorbehalten.

**Allgemeine Hinweise**
Die Tsou-Pu-Übungen, die ich auf den folgenden Seiten beschreibe, sind eine faszinierende Inspiration. Jede sieht anders aus und ist auch spirituell anders. Lassen Sie sich von der Vielfalt der Bewegungen nicht verwirren – alle stammen aus einer gemeinsamen Quelle und haben dieselbe innere Struktur.

Großmeister Wang Xiang Zhai, der Begründer des Da Cheng Chuan, hat viele gute Ratschläge zum Tsou Pu gegeben. Er empfahl, wie eine Katze zu gehen. Diese trügerisch einfache Analogie zeugt von profundem Wissen und reicher Erfahrung.

Wenn eine Katze geht, stolziert sie mit großem Selbstvertrauen. Katzen sind Tiere, die ihr Revier kennen. Jeder ihrer Schritte ist vertraut, beherrscht und mühelos; ihre Bewegungen sind entspannt und fließend. Katzen sind für ihre Unbekümmertheit bekannt, aber wir dürfen diese Einstellung nicht mit Nachlässigkeit verwechseln. Eine Katze ist geschmeidig und immer wachsam; sie reagiert rasch auf wechselnde Bedingungen. Auf diese Eigenschaften spielt die Analogie an. Versuchen Sie, diesen Tugenden nachzueifern, wenn Sie Tsou Pu üben.

Noch etwas ist wichtig: Denken Sie daran, dass die Beine eine Verlängerung des Körpers sind. Das ist leichter zu verstehen, wenn Sie Ihre Arme betrachten, die ebenfalls Verlängerungen des Körpers sind, aber seine Bewegungen nicht diktieren – sie befehlen nicht, sondern sie gehorchen. Wenn die Arme etwas nicht erreichen, bewegt der Körper sich vorwärts. Es gibt also eine klare Hierarchie der Bewegung: der Körper steht über den Armen.

Die Beine und Füße erkennen diese Befehlskette weniger bereitwillig an. Die Füße beeinflussen das Gleichgewicht unmittelbar, und bei den meisten Menschen bestimmen die Beine die Bewegungen des Körpers. Wenn die Füße ausrutschen, stürzen Sie – der Körper hat seine Autorität sorglos auf die Beine übertragen.

Das müssen Sie bewusst vermeiden, wenn Sie Tsou Pu üben. Hier muss der Körper die Beine steuern, nicht umgekehrt. Wenn die Füße den Boden nicht erreichen, sollte der Körper sich bewegen und ihnen Stütze verschaffen. Sobald Ihre Mitte das Sagen hat, ist die Gefahr, das Gleichgewicht zu verlieren, viel geringer. Die Autorität muss immer zur Mitte zurückkehren.

# Der Kranich

In der chinesischen Kultur genießt der weiße Kranich hohes Ansehen. Früher galt er sogar als heilig. Kraniche sind langlebige Geschöpfe und in alten Legenden häufig Gefährten der Götter und Unsterblichen. Viele Künstler und Handwerker haben bei diesem verehrten Vogel Inspiration gesucht und sich bemüht, sein Wesen in ihren Werken auszudrücken.

Aber diese Quelle der Inspiration ist beileibe nicht auf die Kunst beschränkt. Auch die alten Meister der Körper- und Kampfkünste haben den Kranich studiert. Eine Sage berichtet, dass der legendäre Zhang San Feng einst den Kampf zwischen einer Schlange und einem Kranich beobachtete und daraufhin Tai Qi Chuan begründete.

Die hier beschriebenen Bewegungen basieren ebenfalls auf dem Gang des Kranichs. Im Gegensatz zu unseren Beinen, die sich nach hinten beugen, beugt der Kranich die Beine nach vorne. Sein Gang ist daher von Natur aus flott. Das müssen Sie bei der folgenden Übung imitieren. Die Füße sollten sehr direkt und forsch nach vorne gehen, jedoch ohne jede Andeutung von Feindseligkeit oder Angriffslust.

Der typische Gang des Kranichs ist raumgreifend, aber weder herausfordernd noch bedrohlich. Der Kranich geht lässig und unbekümmert, und Ihr Training sollte ebenso subtil und entspannt sein.

Anfangs sollten Sie sich langsam und behutsam bewegen, wie ein Flüstern in der Nacht. Wenn Sie merken, dass Sie große Fortschritte gemacht haben, erhöhen Sie das Tempo ein wenig. Ihr Ziel ist eine korrekte Bewegung in Zeitlupe und in Ihrem natürlichen Tempo. Üben Sie zunächst langsam, damit Sie alle komplexen Feinheiten lernen, dann in normalem Tempo, um zu prüfen, ob Sie sie verstanden haben.

Der Kranich

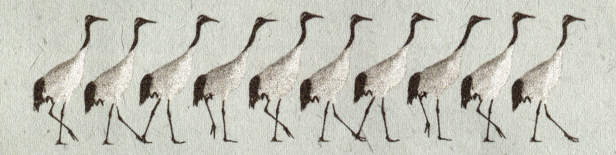

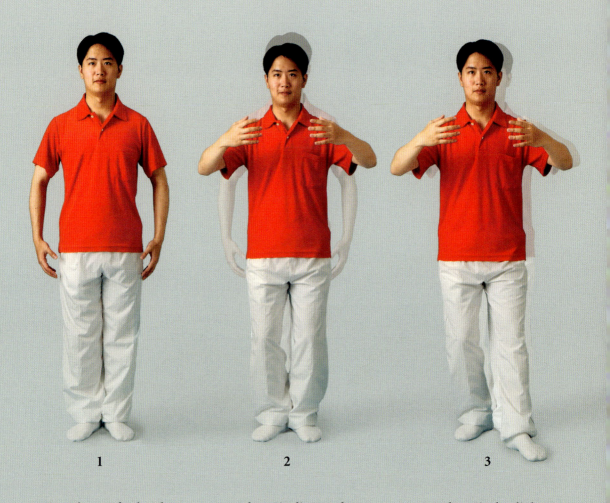

1  2  3

1  Sie stehen aufrecht, aber nicht militärisch stramm. Die Fersen berühren sich, die Füße bilden einen Winkel von 45 Grad. Schultern, Hüften und Knie sind locker und entspannt. Lassen Sie die Arme ganz natürlich hängen, aber nicht schlaff. Schauen Sie nach vorne, und atmen Sie ruhig.

2  Heben Sie die Hände vor dem Rumpf bis zur Schulterebene hoch. Gehen Sie ein wenig in die Knie. Die Schultern bleiben locker, die Ellbogen dürfen nicht zu weit seitlich hinausragen. Visualisieren Sie einen riesigen Ballon, und legen Sie die Arme um ihn. Die Finger bleiben gerade und leicht gespreizt.

3  Strecken Sie den linken Fuß nach vorne, ohne den Oberkörper zu bewegen. Das Gewicht bleibt überwiegend auf dem rechten Bein. Heben Sie den linken Fuß nicht zu hoch; es sollte aussehen, als würde er den Boden berühren. Lassen Sie ihn behutsam nach vorne gleiten. So imitieren Sie die Beine des Kranichs, die sich nach vorne beugen.

Der Kranich 79

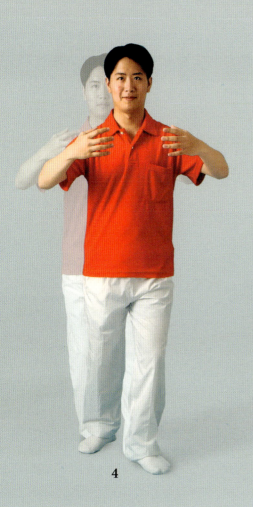

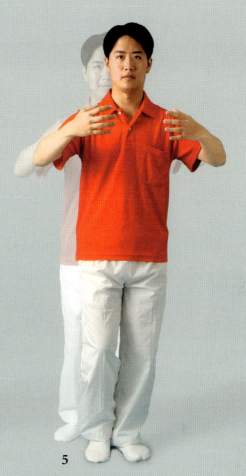

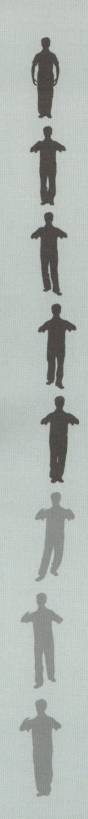

4

5

**4** Pressen Sie den rechten Fuß auf den Boden, um das Bein zu strecken. Schieben Sie den Oberkörper nach vorne zum linken Fuß hin, und verlagern Sie dabei Ihr Gewicht. Drehen Sie den Körper oder den Kopf nicht zu weit. Der Rumpf bleibt immer auf derselben Höhe.

**5** Während Sie auf dem vorderen Bein balancieren, ziehen Sie das hintere Bein heran. Machen Sie mit dem rechten Fuß nah am Boden einen Schritt nach vorne. Die Fersen berühren sich wieder, aber die rechte Ferse ist leicht angehoben.

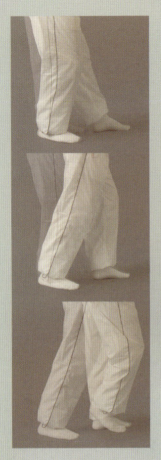

*Links* sehen Sie die Schritte deutlicher. Sie strecken nur das linke Bein, und schon macht der linke Fuß einen kleinen, fließenden Schritt vorwärts. Der Schritt ist also ziemlich kurz, leicht und lässig.

Die ganze Übung ist sehr subtil. Das Tempo sollte ebenso leicht und mühelos sein.

> Als **Variante** können Sie den Körper leicht nach rechts drehen und in die Richtung schauen, in die der rechte Fuß zeigt. Einerlei, welche Entscheidung Sie treffen, bleiben Sie während der ganzen Übung dabei. Die Bilder 6 und 7 zeigen die Drehung der Taille.

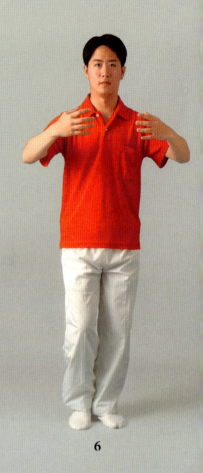

**6**

**6** Beachten Sie, dass Sie die Beine unterschiedlich halten. Das linke Bein ist leicht gebeugt, das rechte etwas mehr. Dieser kleine Unterschied ist bedeutsam.

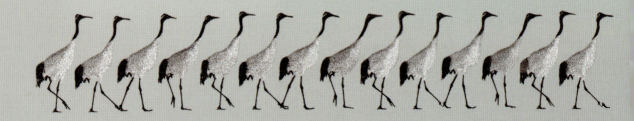

Der Kranich 81

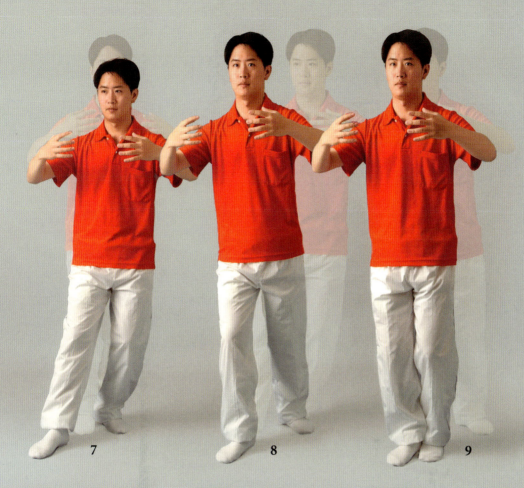

**7** Machen Sie mit dem rechten Fuß einen kleinen Schritt nach vorne und etwas nach rechts. Ihr ganzes Gewicht bleibt auf dem linken Bein, so dass das rechte leicht und geschmeidig ist.

**8** Strecken Sie das linke Bein, und beugen Sie das rechte. Schieben Sie den Körper sanft nach vorne, während Sie das Gewicht von einem Bein auf das andere verlagern. Neigen Sie den Rumpf nicht nach vorne.

**9** Während Sie Ihr Gewicht stabilisieren und ganz auf dem rechten Bein balancieren, schieben Sie den linken Fuß nach vorne. Die Fersen berühren sich wieder, aber die linke ist leicht angehoben. Von hier aus machen Sie bei Schritt 3 weiter.

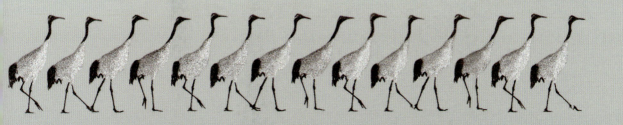

# Mo Ca – Der Eisschritt

Der chinesische Name für diesen Schritt (mo tscha gesprochen) erinnert an Reibung und Erosion, spiegelt also die innere Bedeutung wider. Die Übersetzung lautet »Eisschritt«. Auch er symbolisiert ein grundlegendes Element dieser Bewegung, die im Wesentlichen ein Schritt mit einer fragenden Note ist. Während der ganzen Sequenz stellen Sie sich vor, auf einem gefrorenen See zu sein. Sie gehen vorsichtig und aufmerksam, um das Eis nicht zu brechen. Ihre Füße bewegen sich nicht einfach nach vorne; sie erforschen das Eis sorgfältig. Bei jedem Zentimeter bereiten Sie sich auf etwas Unvorhergesehenes vor. Ihr Fuß ist ein Abenteurer auf unbekanntem Gelände. Sie prüfen das Eis auf seine Stärke, ehe Sie Ihr Gewicht auf den Fuß verlagern; doch selbst das geschieht vorsichtig.

Eine weitere Möglichkeit, diese Übung zu verstehen, ist die Vorstellung, ein Feuerwehrmann in einem mit Rauch gefüllten Zimmer zu sein. Ihre Schritte sind Teil Ihres Sehvermögens – Sie sehen nur, was Sie spüren.

Sie sollten den Fuß nur ganz wenig anheben, so dass ein Beobachter glaubt, er bleibe auf dem Boden. Es ist, als trügen Sie Skier. Ihre Füße bewegen sich einfach entlang der Oberfläche des Bodens. Daher kommt der chinesische Name der Übung.

Während der gesamten Sequenz sollten Sie Wachheit und Vorsicht ausstrahlen. Das darf jedoch nicht in Stress oder Verspannung ausarten. Der Geist bleibt entspannt, das Herz leicht. Werden Sie nicht ängstlich. Ihre Bewegungen müssen sicher und fließend sein, nicht schroff oder steif.

Verwechseln Sie Vorsicht nicht mit Furcht und Festigkeit nicht mit Steifheit. Die Grenze mag körperlich und mental schmal sein, aber zwischen beiden Seiten besteht ein enormer Unterschied.

Mo Ca – der Eisschritt 83

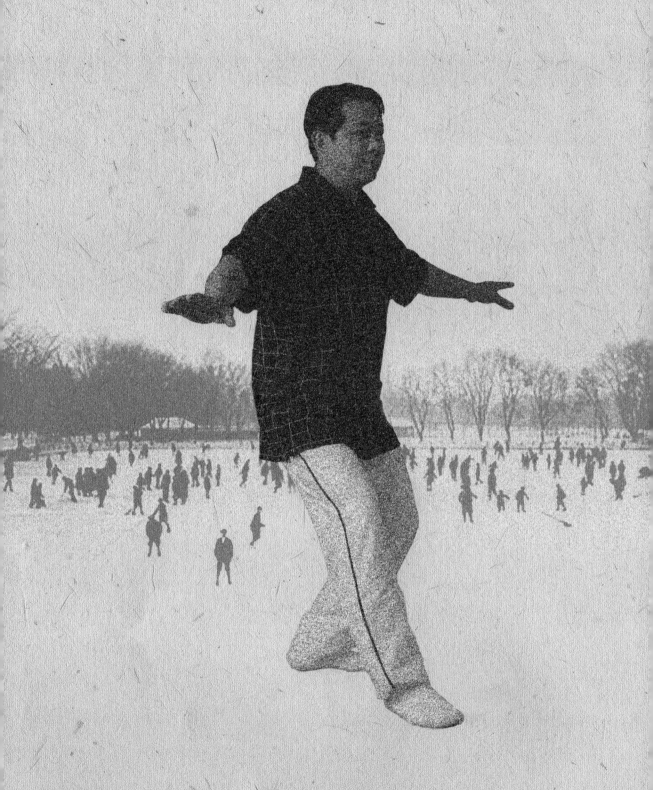

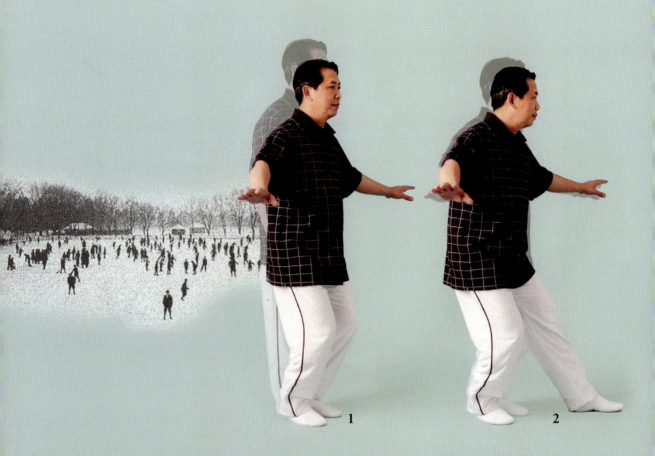

**1** Stehen Sie in Wu Qi, und lassen Sie die Arme locker an den Seiten hängen. Atmen Sie langsam und tief, bis der Geist ruhig wird, und beginnen Sie erst dann mit der Übung.
Heben Sie die Hände an den Seiten hoch, und beugen Sie die Knie ein wenig. Die Hände befinden sich auf Taillenhöhe, die Handflächen zeigen nach unten. Die Schultern bleiben entspannt. Es ist, als stünden Sie bis zur Gürtellinie im Wasser, während die Hände auf der Oberfläche treiben.

**2** Stellen Sie sich vor, der Boden bestehe aus Eis. Verlagern Sie Ihr Gewicht auf das rechte Bein, und schieben Sie den linken Fuß behutsam und bogenförmig nach vorne. Der Fuß sollte gewichtslos sein und nicht auf den Boden drücken. Verwechseln Sie Vorsicht nicht mit Zaudern. Drehen Sie gleichzeitig den Rumpf, bis Sie nach links schauen. Oberkörper, Arme und Kopf bewegen sich kaum.

Mo Ca – der Eisschritt

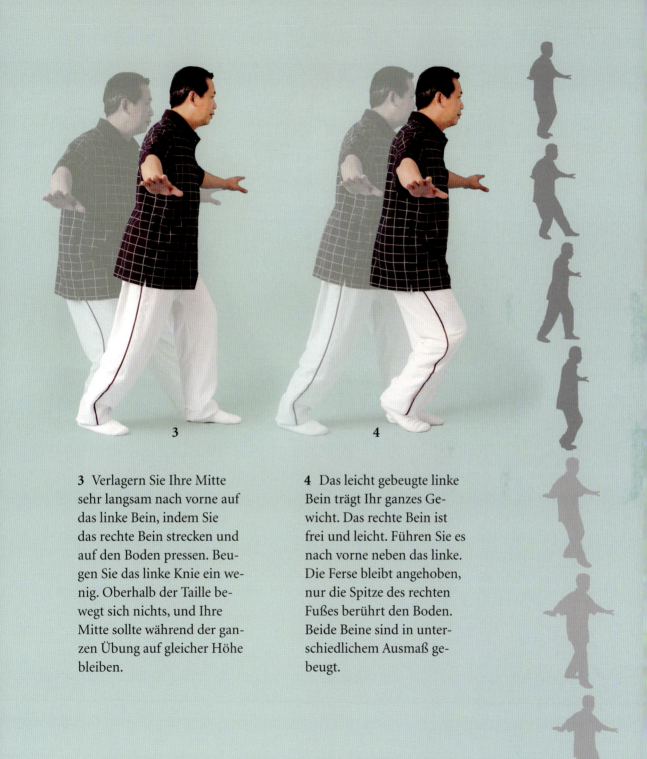

**3** Verlagern Sie Ihre Mitte sehr langsam nach vorne auf das linke Bein, indem Sie das rechte Bein strecken und auf den Boden pressen. Beugen Sie das linke Knie ein wenig. Oberhalb der Taille bewegt sich nichts, und Ihre Mitte sollte während der ganzen Übung auf gleicher Höhe bleiben.

**4** Das leicht gebeugte linke Bein trägt Ihr ganzes Gewicht. Das rechte Bein ist frei und leicht. Führen Sie es nach vorne neben das linke. Die Ferse bleibt angehoben, nur die Spitze des rechten Fußes berührt den Boden. Beide Beine sind in unterschiedlichem Ausmaß gebeugt.

86  Auf die Schritte achten

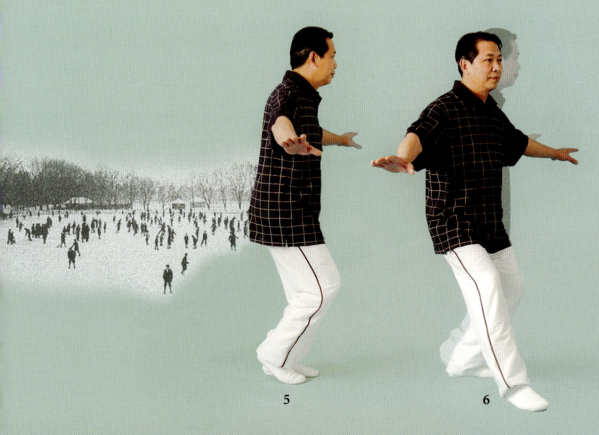

5

6

**5** Sie haben die erste Sequenz der Schritte beendet und bereiten sich auf die zweite Sequenz vor. Ihr Gewicht liegt jetzt auf dem linken Fuß.

**6** Schwingen Sie den rechten Fuß im Uhrzeigersinn nach außen und rechts. Drehen Sie den Rumpf, bis Sie in diese Richtung blicken. Während der Fuß den Bogen nach vorne macht, senken Sie die Ferse. Obwohl Sie den Rumpf gedreht haben, bleiben Sie oberhalb der Taille fast bewegungslos, und Ihre Mitte bleibt, wo sie ist. Beachten Sie, dass das rechte Knie immer noch leicht gebeugt ist.

Mo Ca – der Eisschritt

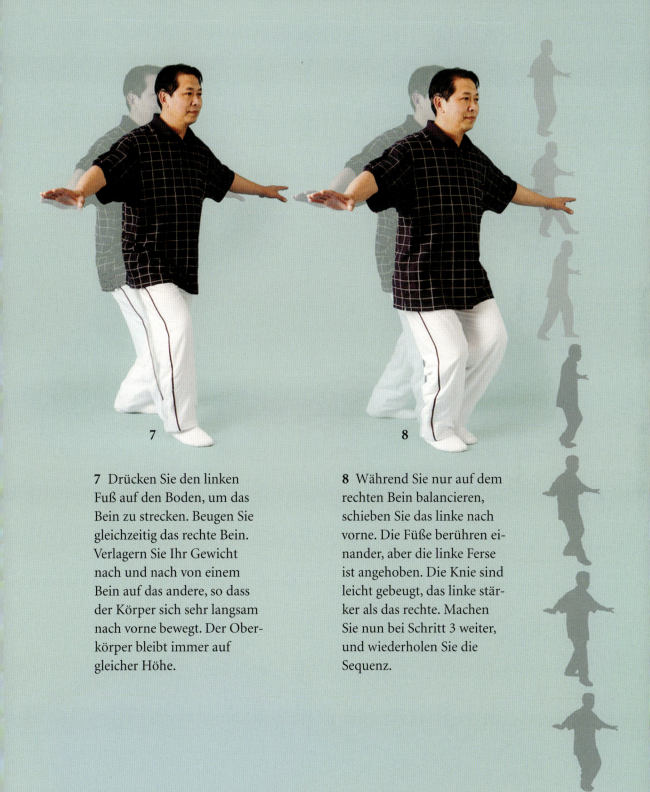

**7** Drücken Sie den linken Fuß auf den Boden, um das Bein zu strecken. Beugen Sie gleichzeitig das rechte Bein. Verlagern Sie Ihr Gewicht nach und nach von einem Bein auf das andere, so dass der Körper sich sehr langsam nach vorne bewegt. Der Oberkörper bleibt immer auf gleicher Höhe.

**8** Während Sie nur auf dem rechten Bein balancieren, schieben Sie das linke nach vorne. Die Füße berühren einander, aber die linke Ferse ist angehoben. Die Knie sind leicht gebeugt, das linke stärker als das rechte. Machen Sie nun bei Schritt 3 weiter, und wiederholen Sie die Sequenz.

# Der Spatenschritt

Wie die anderen Übungen in diesem Abschnitt enthält auch diese Sequenz eine Menge Hüftbewegungen und Neigungen des Oberkörpers. Deshalb finden Sie die Körperhaltung und die Koordination der Bewegungen vielleicht verwirrend und kompliziert. Aber wenn Sie wissen, wovon diese Übung inspiriert wurde, verstehen Sie sie besser.

Die Quelle der Inspiration ist nämlich eine der ersten Aktivitäten des zivilisierten Menschen: die Landwirtschaft. Da die Landwirtschaft auf der ganzen Welt ein Teil der Kultur ist, verwundert es nicht, dass viele faszinierende Traditionen und Inspirationen auf sie zurückgehen. Die hier beschriebenen Schritte imitieren einen Bauern, der den Boden umgräbt und lockert.

Während der Bauer seinen Spaten in die Erde sticht, stützt er sich auf sein vorderes Bein. Die folgende Sequenz verfeinert und formalisiert diese Bewegungen. Wenn der Bauer dann Erde mit dem Spaten anhebt, richtet er sich auf. Behalten Sie dieses Bild beim Üben im Auge; es erleichtert die Koordination und die richtige Haltung.

Die Arme bewegen sich ziemlich wenig. Alle Bewegungen beginnen in der Taille oder tiefer. Das ist sehr wichtig. Beim Graben liefern nicht die Arme die Hauptenergie, wie Sie vielleicht glauben, sondern die Beine. Das heißt aber nicht, dass die Arme erschlaffen – sie spielen einfach eine andere Rolle, als Sie vermuten. Die Arme dienen als Hebel und Stützen; als ergänzende Werkzeuge erleichtern sie die Bewegungen der Beine.

Bei dieser Übung ist die Koordination komplex. Darum müssen Sie anfangs langsam üben. Dann verstehen Sie auch die Details und werden von der wellenförmigen Bewegung nicht überfordert.

Der Spatenschritt 89

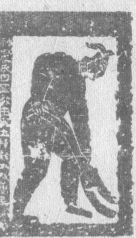

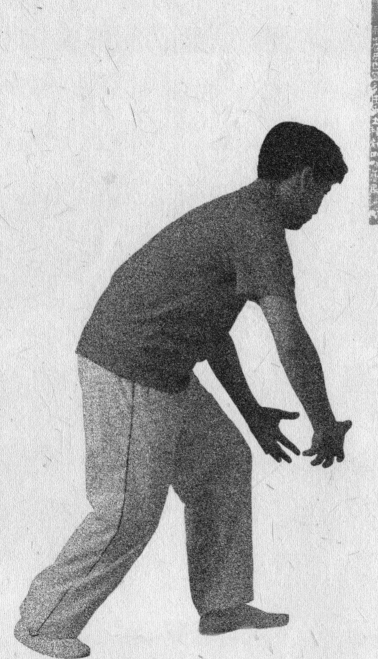

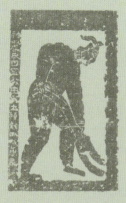

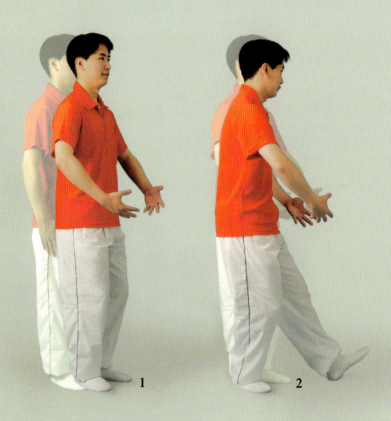

**1** Stehen Sie aufrecht und bequem. Die Fersen berühren einander, die Arme hängen locker herab. Die Ellbogen sind leicht gebeugt. Heben Sie beide Hände bis auf Bauchhöhe. Krümmen Sie die Arme und Hände, als würden Sie einen großen Ball halten. Gehen Sie gleichzeitig ein wenig in die Knie.

**2** Drehen Sie den Rumpf mit einer fließenden Bewegung etwas nach links, und machen Sie mit dem linken Fuß einen kleinen Schritt in diese Richtung. Dabei streckt das Bein sich und beschreibt einen Bogen. Setzen Sie die linke Ferse auf den Boden. Die Zehen bleiben angehoben. Ziehen Sie die Zehen nicht zu weit nach hinten, und strecken Sie das linke Bein nicht ganz. Ihr Gewicht ruht hauptsächlich auf dem rechten Bein.

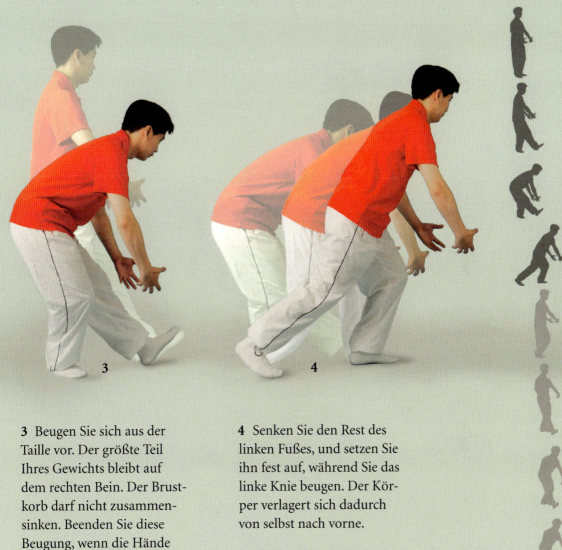

**3** Beugen Sie sich aus der Taille vor. Der größte Teil Ihres Gewichts bleibt auf dem rechten Bein. Der Brustkorb darf nicht zusammensinken. Beenden Sie diese Beugung, wenn die Hände etwa auf Höhe der Knie sind. Schauen Sie nicht nach unten, sondern nach vorne.

**4** Senken Sie den Rest des linken Fußes, und setzen Sie ihn fest auf, während Sie das linke Knie beugen. Der Körper verlagert sich dadurch von selbst nach vorne.

Drücken Sie die rechten Zehen auf den Boden, und strecken Sie dabei das Bein ein wenig. Heben Sie die rechte Ferse leicht, und beginnen Sie, den Körper langsam zu strecken.

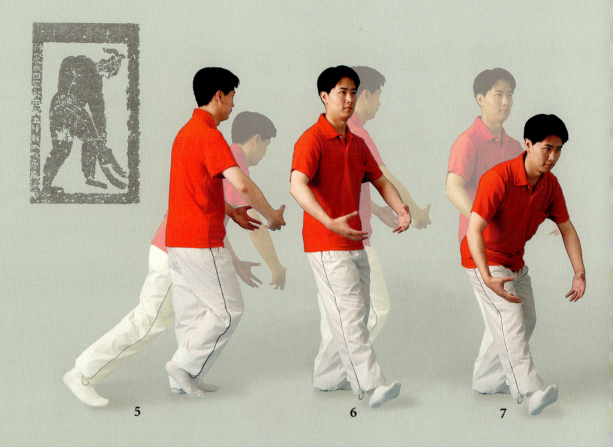

5   6   7

**5** Richten Sie den Oberkörper wieder auf, indem Sie den rechten Fuß nach vorne ziehen. Wenn der Körper sich streckt, liegen die Hände wieder vor dem Bauch. Dies ist eine ähnliche Stellung wie bei Bild 2, aber hier ist das linke Bein fast gestreckt und der Fuß liegt flach auf dem Boden; das rechte Bein ist dagegen leicht gebeugt, und die Ferse ist angehoben.

**6** Der größte Teil Ihres Gewichts bleibt auf dem linken Bein. Schwingen Sie den rechten Fuß nach außen und rechts, und drehen Sie dabei den Körper in diese Richtung. Setzen Sie die rechte Ferse sanft auf, und beugen Sie dabei das linke Bein ein wenig.

**7** Beugen Sie sich aus der Taille vor, ohne das Gewicht nach vorne zu verlagern. Kopf, Rumpf und Arme bewegen sich kaum. Beugen Sie das linke Bein ein wenig.

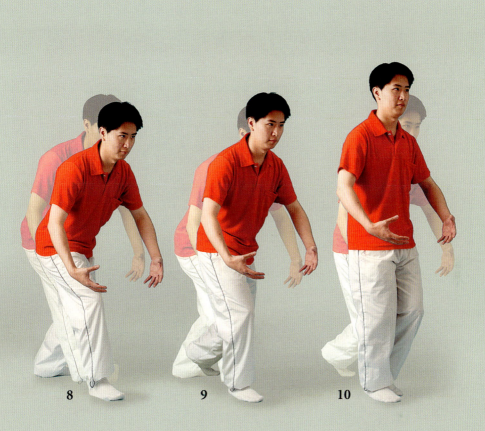

**8** Setzen Sie den rechten Fuß ganz auf, und beugen Sie das rechte Knie leicht. Dadurch bewegt der Körper sich nach vorne, und Ihr Gewicht ist mehr oder weniger gleichmäßig auf beide Beine verteilt.

**9** Drücken Sie den linken Fußballen diagonal nach unten, und heben Sie die Ferse an. Beginnen Sie, sich aufzurichten, indem Sie beide Beine strecken.

**10** Führen Sie den linken Fuß nach vorne neben den rechten, und strecken Sie dabei das rechte Bein fast ganz. Der rechte Fuß liegt flach auf dem Boden, der linke Fuß berührt den Boden nur mit dem Ballen. Dies ist das Spiegelbild von Bild 7. Machen Sie jetzt bei Bild 3 weiter, und wiederholen Sie die ganze Sequenz.

## Der Bär

Auch diese Schritt-Übung verdankt ihren Namen und ihre Herkunft dem Tierreich. Dem äußeren Anschein nach ist sie wahrscheinlich die einfachste Übung in diesem Buch – aber das täuscht. Es ist eine anspruchsvolle Sequenz, die meist in der letzten Phase der Qi-Gong-Ausbildung gelehrt wird.

Dieser dynamische Schritt symbolisiert einen Bären, der einen Augenblick auf den Hinterbeinen steht. Die Arme sind erhoben, die Handflächen zeigen nach außen, die Finger sind gespreizt wie die Krallen eines Bären – eine einschüchternde Geste! Diese Übung ist sehr direkt und strahlt Kraft aus.

Die Kraft ist jedoch nicht flüchtig; sie ist weder explosiv noch zornig. Sie sind keine platzende Bombe, kein Inferno, in dem Ihre Energie verpufft. Ihre Kraft ist inaktiv und in gewissem Umgang unbeweglich. Sie werden zu einem hoch aufragenden, mächtigen Körper – wie ein Bär. Enorme innere Kraft offenbart sich, aber sie sickert keinesfalls nach außen.

Sie bewegen sich mit jedem Schritt zwei bis fünf Zentimeter vorwärts. Das mag Ihnen wie langsames Schlurfen vorkommen; aber das ist ein großer Irrtum. Sie gleichen einem Panzer, der sich langsam und doch unaufhaltsam weiterbewegt. Nach und nach überwinden Sie jeden Widerstand.

Verwechseln Sie Macht jedoch nicht mit Aggression. Die Bewegung sieht zwar furchterregend aus, aber sie ist auf ihre Art sanft. Gewalt und Wut führen nicht zum Seelenfrieden. Ein Bär kann wild, aber auch behutsam sein. Wenn er sich aufrichtet, greift er nicht unbedingt an. Er drückt lediglich Kraft und Autorität aus.

Da Sie sich bei dieser Übung kaum bewegen, sind Sie vielleicht versucht, sich zu sehr auf die Stellung zu konzentrieren. Dann verspannen Sie sich. Das sollten Sie vermeiden.

Der Bär

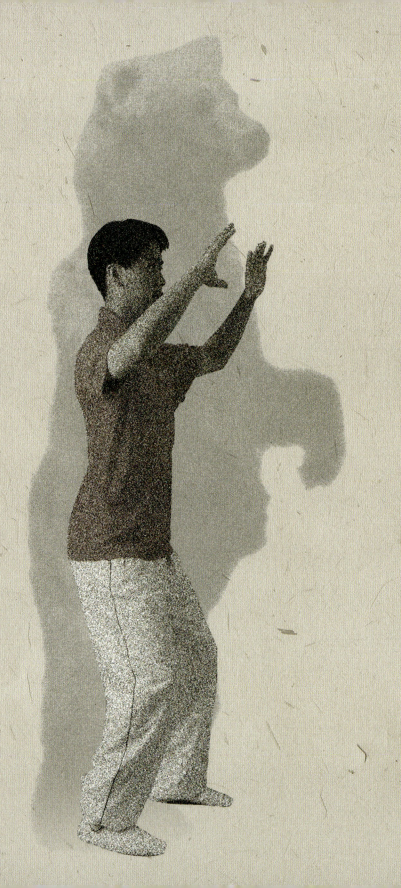

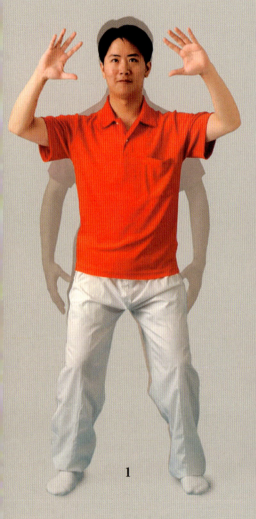

1

**Hinweis:** Beginnen Sie im lockeren Stand, ähnlich wie beim Wu Qi (siehe Seite 56). Die Füße sind jedoch etwas weiter auseinander, und Ihre Mitte liegt tiefer. Wenn Sie mit Wu Qi vertraut sind, spüren Sie, dass diese winzigen Unterschiede große Wirkungen haben.

**1** Heben Sie beide Arme vorne hoch, und drehen Sie die Handflächen vor dem Gesicht nach außen. Die Hände sind schulterweit auseinander. Beugen Sie die Knie nicht zu stark; sie dürfen nicht zu weit nach vorne ragen (siehe Seite 49). Die Arme sind entspannt, aber nicht schlaff. Es ist, als würden Sie einen großen Ballon wegstoßen. In dieser Stellung strahlen Sie innere Kraft aus. Achten Sie darauf, Ihr Gewicht gleichmäßig auf beide Beine zu verteilen. Atmen Sie langsam und tief, damit der Geist klar wird. Beginnen Sie erst dann mit den Schritten, wenn Sie ruhig sind.

**2** Diese Seitenansicht zeigt, wie aufrecht und einschüchternd diese Stellung ist. Obwohl die Arme angehoben sind, neigt sich der Rumpf nicht nach vorne. Die Bewegungen sind so klein, dass man sie auf den Bildern kaum sieht.

**3** Machen Sie einen etwa zwei bis fünf Zentimeter langen Schritt. Die Füße bleiben dabei parallel und zeigen nach vorne. Das Gewicht bleibt gleichmäßig auf beide Beine verteilt. Das ist äußerst wichtig, weil es diesen Schritt von allen anderen unterscheidet. Verlagern Sie Ihr Gewicht nicht auf ein Bein, um das andere anzuheben.

Die Mittellinie des Körpers bewegt sich nicht seitwärts. Versuchen Sie, diese Linie so stabil wie möglich zu halten. Bewegen Sie sich also weder nach rechts noch nach links. Stellen Sie sich vor, dass Sie einen riesigen Ball zentimeterweise nach vorne schieben. Erst wenn Sie spüren, dass Sie bereit sind, machen Sie einen Schritt mit dem anderen Fuß. Schnelligkeit ist hier unwichtig. Jeder Schritt muss eine fließende Bewegung sein.

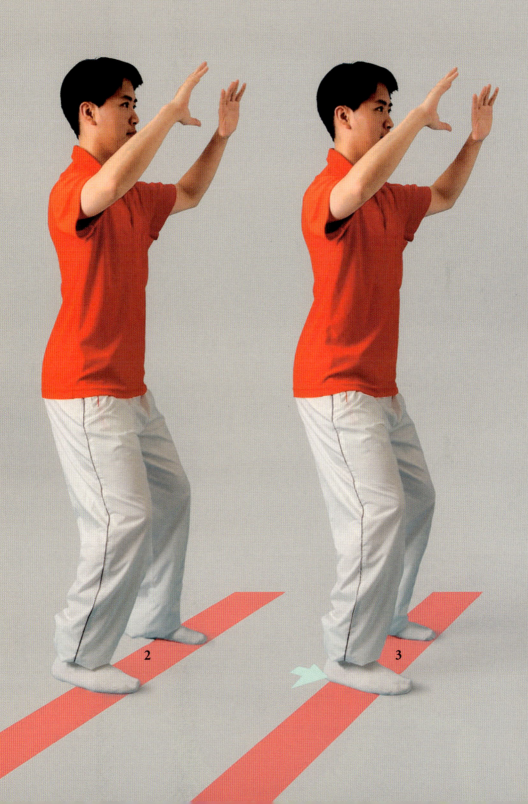

# Seitwärtsschritte

Diese Übung unterscheidet sich in einem wichtigen Aspekt von den anderen in diesem Abschnitt. Die vorigen Übungen haben Sie vorwärts gebracht; diese führt Sie seitwärts. Sie gehen also nirgendwohin. Es ist eine Art stationäres Gehen; das heißt, Sie bleiben immer auf derselben Stelle. Insofern nutzt diese Übung den Raum besser als alle anderen Schritt-Übungen in diesem Abschnitt. Man kann sie fast überall machen.

Obwohl sich bei dieser Übung hauptsächlich die Beine bewegen, während die Arme beinahe ruhig bleiben, dürfen Sie den Oberkörper nicht vernachlässigen. Denken Sie ans Tauziehen: Sie packen das Seil mit den Händen und wuchten den Körper nach hinten. Die Arme und der ganze Rumpf bleiben stationär; nur die Beine bewegen sich.

Hier ist es ähnlich. Obwohl die Arme und der Rumpf ruhig bleiben, sind sie keinesfalls schlaff. Die latente Spannkraft der Arme ist da, vor allem wenn Sie den Körper zurückziehen. Aus den Händen strahlt Energie – es ist, als würden Sie zwei Raketen in die Erde schießen. Stellen Sie sich vor, dass Sie mit den Händen etwas nach unten drücken und dort festhalten. Dennoch sind Sie nicht verspannt, nur kraftvoll. Der ganze Körper bleibt während der Übung ruhig und locker.

Mit dieser Übung kräftigen Sie auch die Innenseiten der Oberschenkel. Wenn Sie ein Bein zum anderen ziehen, werden die Oberschenkel ein wenig nach innen gepresst. Stellen Sie sich vor, einen großen Ballon zwischen den Oberschenkeln zu halten. Wenn Sie die Beine zusammendrücken, pressen Sie den Ballon leicht.

Seitwärtsschritte 99

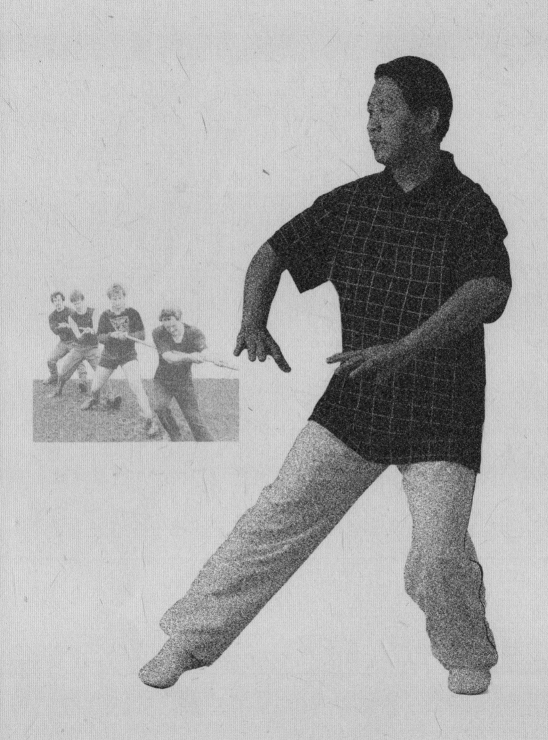

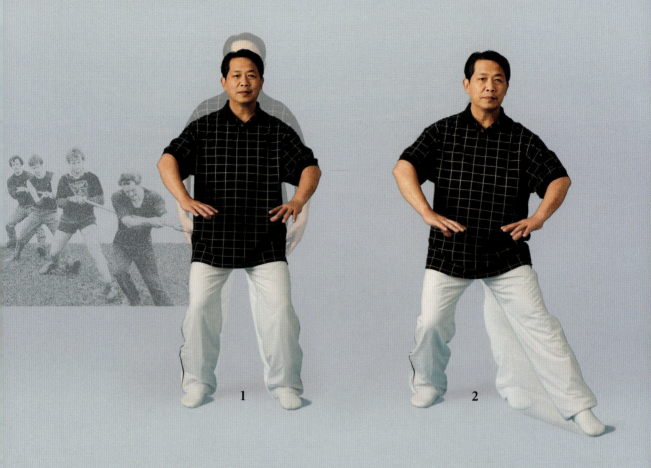

1 Beginnen Sie im neutralen Wu Qi. Führen Sie die Hände vor den Bauch. Die Handflächen zeigen nach unten. Beugen Sie die Knie ein wenig. Die Hände sind schulterweit auseinander, die Finger gespreizt und leicht gekrümmt. Drehen Sie die Hände ein wenig nach innen, so dass die Ell-bogen etwas angehoben sind; sie dürfen aber nicht zu weit seitlich hinausragen.

2 Machen Sie mit dem linken Fuß einen Seitwärtsschritt nach links, und strecken Sie das Bein fast ganz. Heben Sie dazu den linken Fuß an, und setzen Sie ihn dann mit den Zehen fest auf den Boden. Die Ferse bleibt leicht und geschmeidig, der Fuß zeigt nach vorne. Der Oberkörper und die Mitte sollten sich nicht bewegen. Damit Sie das Gleichgewicht bewahren, muss der Seitwärtsschritt schnell und fließend sein.

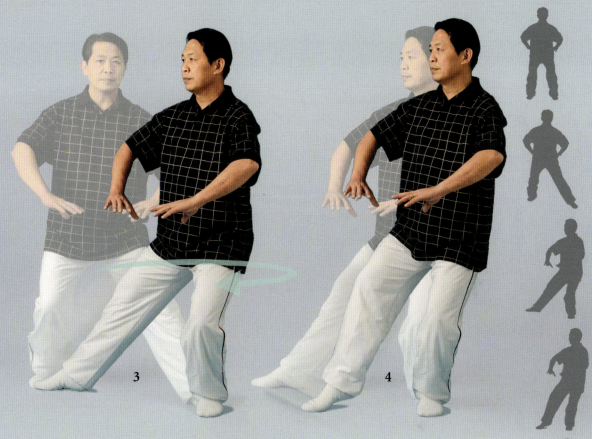

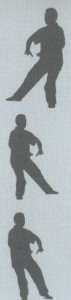

**3** Nun wechseln die Beine ihre Rollen: Sie beugen das linke Bein und strecken das rechte fast ganz. Drehen Sie den rechten Fuß und den Rumpf im Uhrzeigersinn, so dass Ihr Gewicht sich weit nach links verlagert. Rumpf, Arme und Kopf sollten sich kaum bewegen.

**4** Ihr Gewicht ruht nun ganz auf dem linken Bein. Ziehen Sie den rechten Fuß behutsam zurück, indem Sie die Ferse leicht anheben. Verringern Sie den Abstand zwischen den Füßen, bis er wieder etwa eine Schulterbreite beträgt. Beim Zurückziehen streifen die rechten Zehen sanft den Boden.

Machen Sie dann einen große Seitwärtsschritt mit dem rechten Fuß. Die Zehen zeigen nach vorne wie auf Bild 2.

Wiederholen Sie die Übung nach der anderen Seite.

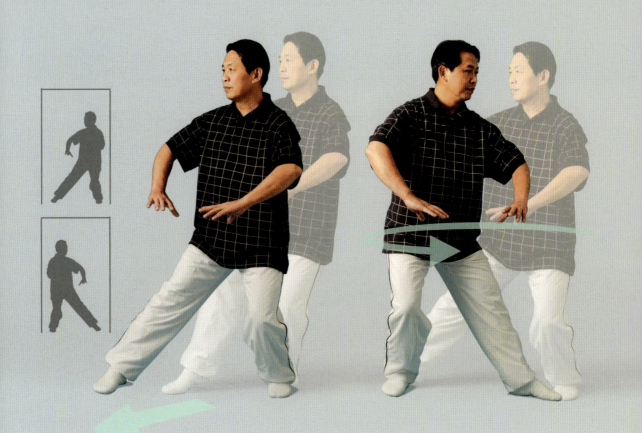

**Hinweis:** Während dieser Sequenz sollten Ihre Bewegungen einer Gleittür ähneln, die sich öffnet und schließt. Stellen Sie sich den Oberkörper als Tür und die Beine und Füße als Schienen vor. Ihre Mitte oszilliert während der Übung nach links und rechts, gesteuert von den Beinen. Die gesamte Körperkoordination muss gut sein; sonst gleitet die Tür nicht reibungslos.

Seitwärtsschritte 103

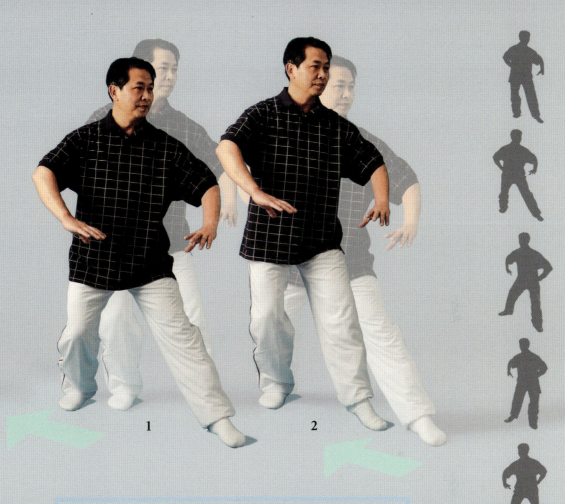

1  2

**Variation:** Wenn Sie Fortschritte machen, können Sie die Übung abwandeln. Anfangs oszillieren Sie auf einer Geraden: Sie bewegen sich von rechts nach links und kommen kaum vorwärts. Bei Fortgeschrittenen ist diese Einschränkung unnötig; anstelle von Seitwärtsschritten können sie Diagonalschritte nach vorne und hinten machen.

**1** Hier hat der Übende mit dem rechten Fuß einen Diagonalschritt nach hinten gemacht und dann das Gewicht auf das rechte Bein verlagert. Den Oberkörper hat er ein wenig nach links gedreht.

**2** Er zieht den linken Fuß zum rechten, bis die Füße eine Schulterbreite voneinander entfernt sind.

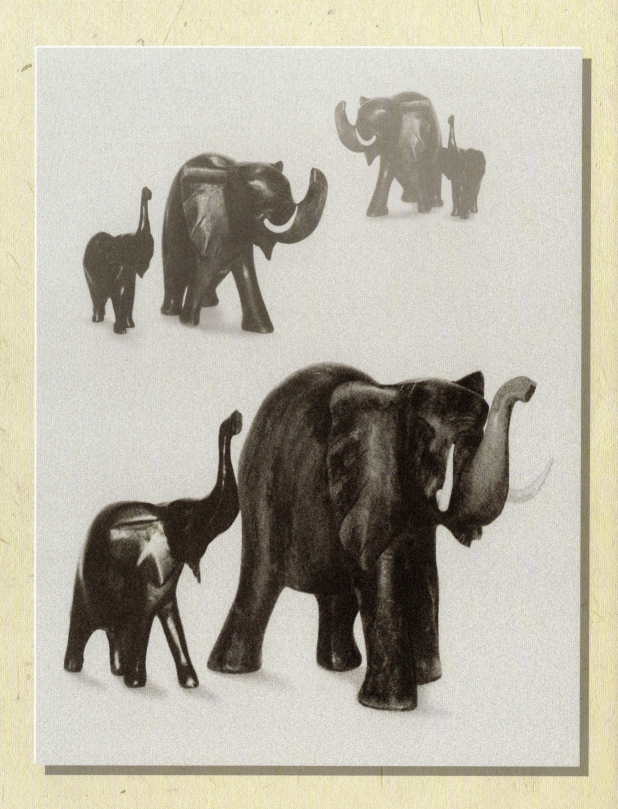

# Teil 5

# Das Spektrum des Gehens

Wie Sie wissen, kommt Kraft nicht von den Armen, sondern von unten, von den Beinen her. Das ist eine tiefgründige Aussage. Die Beine tragen Tag für Tag unser Gewicht; sie sind unser zweites Herz und spiegeln unsere Gesundheit wider. Aber die Beine sind auch ein Teil von etwas Größerem, Grundlegenderem.

Wenn unser Blickwinkel sich weitet, betrachten wir die Beine nicht mehr als schlichte Gliedmaßen, sondern als Brücken. Wir können den Körper als Punkt sehen, den die Beine wie Brücken mit der Erde verbinden. Dieses vitale Band hat eine enorme Bedeutung.

Die Mythen der vielen Länder und Kulturen dieser Welt haben manches gemeinsam. Weit verbreitet ist die Vorstellung, dass die Menschen aus Erde geschaffen wurden und am Ende des Lebens wieder zur Erde zurückkehren. Wir leben auf der Erde und essen ihre Früchte. Deshalb ist es keine bloße Metapher, wenn wir uns Kinder der Erde nennen. Aus diesem Blickwinkel sehen wir klarer, dass die Beine uns mit Mutter Erde verbinden.

Diese Verbindung ist mehr als der Überrest einer mythischen Vergangenheit. Das Band ist lebendig und aktiv. Denken Sie an Fische im Wasser. Sie sind Kinder des Wassers, so wie Menschen Kinder des Landes sind. Fische haben trotz ihrer geringen Größe eine Menge Kraft und sind flink. Aber sie verlieren ihre Energie, sobald sie das Wasser verlassen. Dann werden sie schwach und hilflos. Das Wasser ist ihre Kraftquelle.

Ähnliches gilt für uns. Die Beine gleichen Nabelschnüren, die uns mit der Mutter verbinden. Durch sie ziehen wir Kraft und Energie aus der Erde und nutzen sie nach Belieben. Wenn wir den Kontakt mit der Erde verlieren, werden wir ebenso schwach und hilflos wie Fische auf dem Land. Unsere wahre Kraftquelle ist unsere Verbindung zur Erde. Wird sie gelöst, sind wir verwundbar. Darum müssen wir das Band stärken. Die folgenden Übungen tragen dazu bei.

Jede Schrittfolge ist vollständig und in sich abgeschlossen. Ich habe sie sorgfältig aus den vielen chinesischen Formen des Qi-Gong-Gehens ausgewählt, und sie haben unterschiedliche Wurzeln. Wenn Sie ihre Ursprünge verstehen, gewinnen Sie größere Einsichten und bereichern Ihr Training. Diese Methoden sind Früchte der Forschungen und Erfahrungen vieler alter Meister.

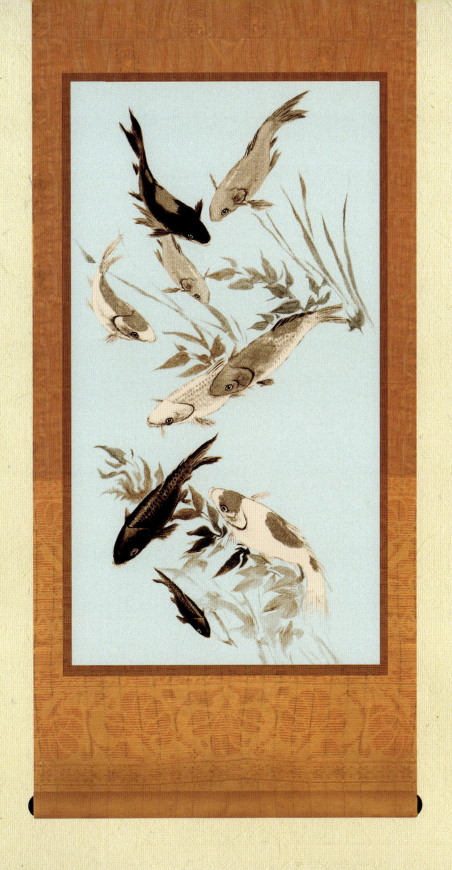

# Der umgekehrte Gang der Unsterblichen

Umgekehrtes Gehen mag sonderbar und unnatürlich aussehen, denn normalerweise gehen wir nicht rückwärts, es sei denn, wenn wir uns fürchten, und selbst dann machen wir nur wenige Schritte.

Dennoch wird das umgekehrte Gehen manchmal in chinesischen Legenden über Götter und Unsterbliche erwähnt. Manche Unsterbliche gehen einfach rückwärts, andere sitzen umgekehrt auf ihrem Reittier. Ein Beispiel ist Zhang Guo Lao, einer der Acht Unsterblichen. Er wird oft als alter Mann abgebildet, der auf einem Esel sitzt und dem Kopf des Tieres den Rücken zuwendet. Das umgekehrte Gehen oder Reiten ist eine Art Markenzeichen mancher Unsterblicher. Es gilt häufig als Ausdruck der Wertschätzung für eine philosophische Idee. Obwohl das Gehen überaus machtvoll ist, stellt es nur eine Manifestation dieser Idee dar.

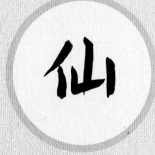

»Unsterblichkeit«

Die Umkehr von Zielen und Richtungen bietet Ingenieuren neue Möglichkeiten. Dadurch können neue Bewegungsformen entstehen. Dieser Gedanke ist nicht auf Körperkünste beschränkt; wir begegnen ihm auch im Feng Shui und in anderen chinesischen Künsten. Die bereits erwähnte umgekehrte Atmung ist ebenfalls ein Ausdruck dieser Idee.

Nach vorne zu gehen kommt uns natürlich vor. Rückwärtsgehen widerspricht unserem Instinkt – es ist, als würden wir gegen den Wind ankämpfen oder gegen den Strom schwimmen. Obwohl wir uns beim umgekehrten Gehen oft erheblich anstrengen müssen, ist der Lohn immer groß.

Große Meister der physischen und spirituellen Künste haben die einzigartigen Eigenschaften des umgekehrten Gehens studiert. So wurde es zu einer wichtigen Trainingsmethode mit den unterschiedlichsten Zielen: Gesundheit, Langlebigkeit, Körperbeherrschung oder Erleuchtung.

Der umgekehrte Gang der Unsterblichen 109

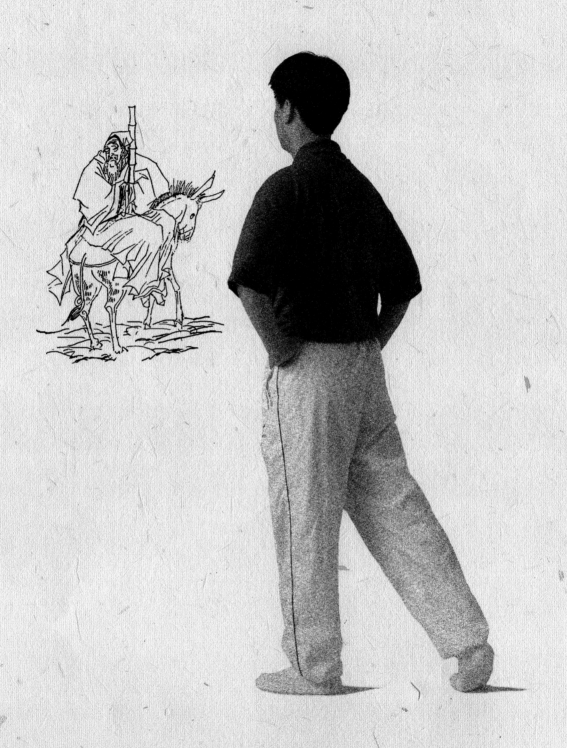

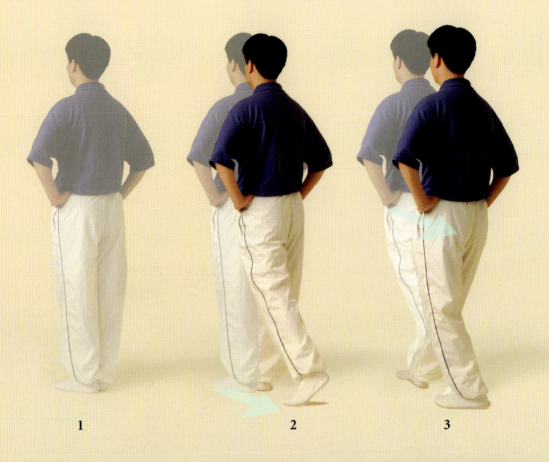

1  2  3

**1** Sie stehen bequem und aufrecht. Die Fersen berühren sich, die Hände liegen auf den Hüften, die Schultern sind locker. Obwohl Sie rückwärts gehen, schauen Sie bewusst nach vorne. Der Blick darf weder abschweifen noch leer sein.

**2** Verlagern Sie den größten Teil Ihres Gewichts auf das rechte Bein, ohne Ihre Mitte zu bewegen. Führen Sie den linken Fuß sanft in einem Bogen nach hinten, und berühren Sie den Boden hinter Ihnen mit den Zehen. Der Schritt darf nicht zu groß sein, weil Sie sonst das Gleichgewicht verlieren. Drehen Sie sich nicht in der Taille. Der Oberkörper bleibt ruhig.

**3** Setzen Sie die linke Ferse sanft, aber fest auf den Boden. Lassen Sie den Oberkörper nach hinten gleiten, bis Ihr Gewicht hauptsächlich auf dem linken Bein ruht. Neigen Sie den Rumpf nicht nach hinten, und strecken Sie das Gesäß nicht vor. Der Rumpf bleibt fast unbewegt und auf derselben Ebene, nur die Mitte bewegt sich.

# Der umgekehrte Gang der Unsterblichen

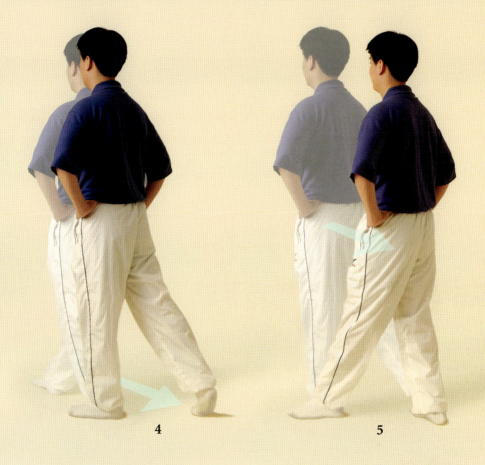

4

5

**4** Schwingen Sie den rechten Fuß langsam nach hinten, und berühren Sie den Boden mit den Zehen. Messen Sie den Schritt sorgfältig ab, damit Sie das Gleichgewicht bewahren. Die Bewegungen der Beine sollten sich nicht auf den Rumpf auswirken. Das Gewicht bleibt hauptsächlich auf dem linken Bein, die Mitte bleibt unbewegt.

**5** Setzen Sie die rechte Ferse fest auf den Boden. Verlagern Sie Ihr Gewicht langsam zurück auf das rechte Bein. Drehen Sie sich dabei nicht in der Taille. Schauen Sie während der ganzen Sequenz in dieselbe Richtung. Das rechte Bein ist nun leicht gebeugt, das linke fast gestreckt. Dies ist ein Spiegelbild von Bild 3.

Danach schwingen Sie den linken Fuß langsam zurück und machen bei Bild 2 weiter.

# Der sorglose Gang der Taoisten

Der Taoismus ist eine der drei großen Denkschulen in China. Er ist die einzige Religion der Chinesen, da man den Konfuzianismus nicht als Religion bezeichnen kann. Die taoistische Philosophie prägt das Leben in China seit mehr als zweitausend Jahren und hat auch die Nachbarländer beeinflusst, zum Beispiel Korea, Japan und Vietnam.

Weitgehend unbekannt ist jedoch, dass es zwei Formen des Taoismus gibt, die sich grundlegend voneinander unterscheiden. Der religiöse Taoismus wird von Unsterblichen, Göttern, Ritualen und spirituellen Mysterien bestimmt und enthält alles, was wir von einer Religion erwarten. Im Mittelpunkt des philosophischen Taoismus steht dagegen Lao Tse mit seinem Werk *Tao Te Ching*. Diesen Titel können wir mit »Der Klassiker des Weges und seiner Macht« übersetzen. Lao Tse gilt als Begründer des philosophischen Taoismus, der den Menschen mit dem Himmel vereinen will. Seine Anhänger sind Philosophen und Gelehrte, aber keine Priester. Sie wollen als Teil des Kosmos nach den Regeln der Natur leben und lehnen jedes egoistische und absichtsvolle Handeln ebenso ab wie erlerntes Wissen. Das Einfache, ja Primitive bedeutet ihnen viel.

Diese Gehübung stammt aus dem philosophischen Taoismus. Da die Taoisten den Geist schulen wollten, vernachlässigten sie oft den Körper. Zum Ausgleich entwickelten sie viele einfache, aber wirksame Übungen, um im Einklang mit ihrer Lehre gesund zu bleiben. Ihr wichtigstes Ziel war der mentale und spirituelle Fortschritt. Dies ist die Wurzel der nachfolgend beschriebenen Übung.

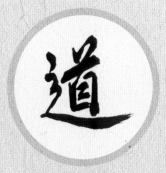

»Taoist«

Der sorglose Gang der Taoisten

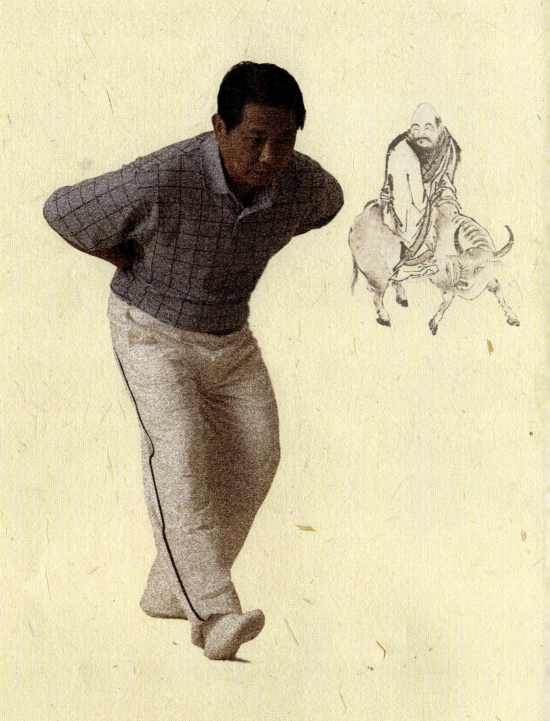

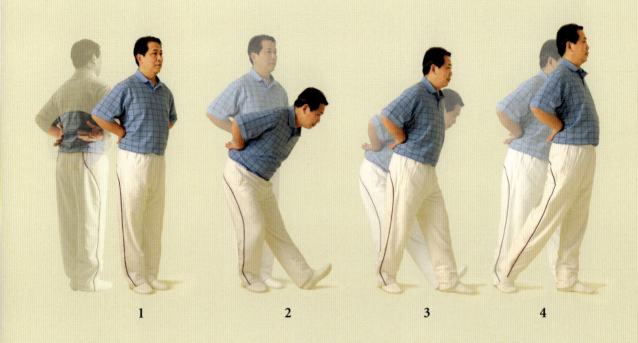

**1**   Sie stehen aufrecht, die Fersen berühren einander. Legen Sie die Hände so aufs Kreuz, dass der Handrücken und die Gelenke sich auf Höhe der Taille befinden. Versuchen Sie, die Ellbogen und die Schultern nicht zu heben.

**2**   Drehen Sie den Körper und den Blick ein wenig nach links. Machen Sie mit dem linken Fuß einen Schritt nach vorne, aber berühren Sie den Boden nur mit der Ferse. Beugen Sie dabei das rechte Knie, und lassen Sie das linke gestreckt. Beugen Sie sich aus der Taille nach vorne, ohne den Brustkorb zu krümmen. Der größte Teil Ihres Gewichts bleibt auf dem rechten Bein.

**3**   Richten Sie den Rumpf allmählich auf, indem Sie den Bauch nach vorne schieben. Setzen Sie den linken Fuß jetzt ganz auf den Boden. Der Oberkörper bleibt fast unbewegt.

**4**   Heben Sie die rechte Ferse an, während Sie sich ganz strecken und den größten Teil Ihres Gewichts auf das linke Bein verlagern. Dabei schieben Sie den Bauch noch weiter nach vorne.

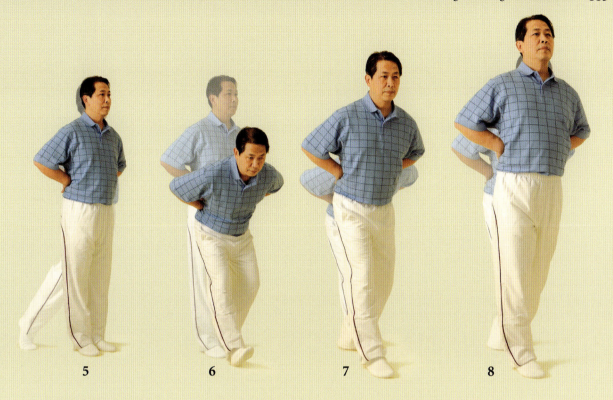

5　6　7　8

**5** Führen Sie den rechten Fuß sanft neben den linken, während Sie in die aufrechte Position zurückkehren, die Bild 1 zeigt.

**6** Machen Sie diese Übung nun nach der anderen Seite. Drehen Sie den Körper ein wenig nach rechts, und machen Sie mit dem rechten Fuß einen Schritt nach vorne. Nur die Ferse berührt den Boden. Neigen Sie den Rumpf leicht nach vorne, ohne das Gewicht nach vorne zu verlagern. Beugen Sie das linke Knie, aber lassen Sie das rechte Bein gestreckt.

**7** Strecken Sie allmählich den ganzen Körper, indem Sie Ihr Gewicht nach vorne verlagern. Setzen Sie die rechten Zehen auf den Boden, und strecken Sie das linke Knie.

**8** Schieben Sie den Bauch nach vorne, bis er leicht vorsteht. Heben Sie die linke Ferse, und strecken Sie beide Beine. Der Blick ruht etwas über dem Horizont. Führen Sie nun den linken Fuß zum rechten, und beginnen Sie wieder bei Bild 1.

# Das Vorwärtsgehen der Buddhisten

Es ist keine Überraschung, dass wir hier auch auf den Buddhismus eingehen; denn er ist eine der vier wichtigsten Wurzeln des Qi Gong. Aber sein Einfluss geht noch tiefer und erfasst die ganze chinesische Kultur. Der Buddhismus ist auch eine der Hauptquellen der chinesischen Kampfkünste, die unter dem Namen Kun Fu bekannt sind, und die Chinesen haben seine Geschichte liebevoll ausgeschmückt.

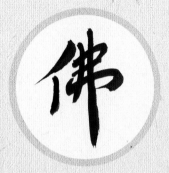

»Buddhist«

Nach einer Legende reiste Bodhidharma (Ta-Mo), als er die Erleuchtung gefunden hatte, nach China, um die Lehre dort zu verbreiten. Unterwegs kam er zu einem buddhistischen Kloster in der Provinz Hunan, wo er Unterkunft fand. Weil die Mönche schwach und kränklich waren, brachte er ihnen kräftigende Übungen bei, die zum Teil ihres Alltags wurden. Von da an beschränkten diese Mönche sich nicht mehr auf Sprechgesang und Meditation.

Mit der Zeit begannen die Körperkünste in diesem Kloster zu blühen. Einige andere Kampfkünste trugen dazu ebenfalls bei. Es handelt sich um den weltberühmten buddhistischen Shaolin-Tempel in Mittelchina. Trotz dieses spektakulären Erbes ist die Pflege der Gesundheit heute noch das Hauptziel der Shaolin-Mönche.

Die Handbewegung bei diesem Gang ist typisch buddhistisch. Die Mönche begrüßen sich oft mit diesem Zeichen. Handgesten sind im Buddhismus eine inspirierende Form der Sprache und der Symbolik. Diese Geste – sanftes Klatschen mit den Händen vor der Brust – heißt Namaskara Mudra. Sie drückt zugleich Verehrung und Gebet aus.

Viele Leute glauben, dass Buddhisten nur sitzen, meditieren und singen – immerhin sind Ruhe und Stille Hauptanliegen des Buddhismus. Aber körperliche Bewegungen sind durchaus üblich. Je nach Schule und Anlass, gehen und singen die Mönche miteinander. Das Gehen ist also Teil des buddhistischen Ritus.

Das Vorwärtsgehen der Buddhisten

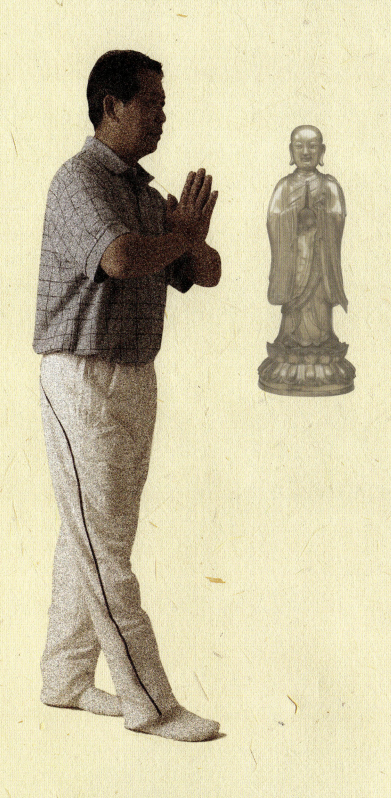

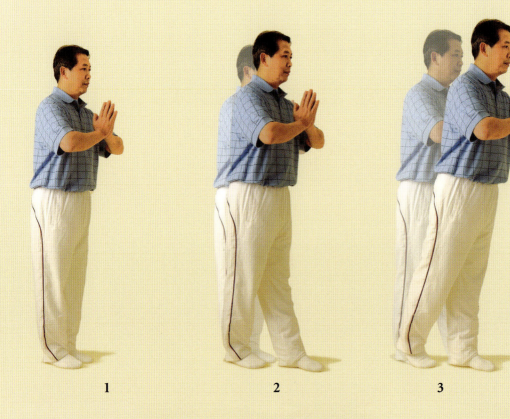

**1** Sie stehen aufrecht und schauen nach vorne. Die Fersen berühren sich, aber zwischen den Fußspitzen ist ein kleiner Abstand. Heben Sie die Hände an die Brust, und klatschen Sie sanft damit. Die Handflächen und Finger sollten vollständigen Kontakt haben. Heben Sie die Ellbogen und die Schultern nicht zu hoch.

**2** Machen Sie mit dem linken Fuß einen kleinen Schritt nach vorne. Beide Beine bleiben jedoch gestreckt. Oberhalb der Taille verändert sich nichts. Der größte Teil Ihres Gewichts ruht auf dem rechten Bein, und die Mitte bewegt sich nicht.

**3** Verlagern Sie nun den größten Teil Ihres Gewichts nach vorne auf das linke Bein. Die rechte Ferse ist leicht angehoben, aber das Bein bleibt gestreckt. Neigen Sie den Körper ein wenig nach vorne, ohne den Oberkörper zu beugen oder den Brustkorb zu krümmen. Der Rumpf bleibt fast unbewegt.

Das Vorwärtsgehen der Buddhisten

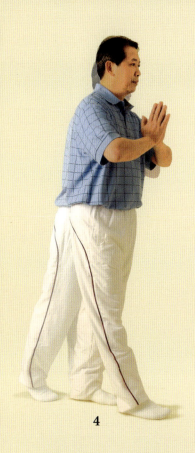

4

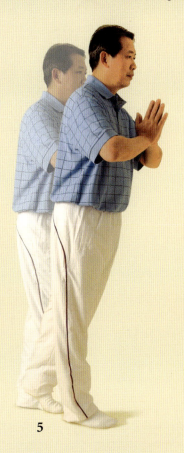

5

**4** Führen Sie den rechten Fuß nach vorne, ohne irgendeine andere Bewegung zu machen. Achten Sie darauf, dass Sie sicher auf dem linken Bein stehen. Der Oberkörper bleibt ein wenig schräg.

**5** Verlagern Sie Ihr Gewicht nach vorne auf das rechte Bein. Beide Beine bleiben immer gestreckt. Heben Sie die linke Ferse, so dass nur noch die Zehen den Boden berühren. Machen Sie nun mit dem linken Fuß einen Schritt nach vorne, und setzen Sie die Sequenz fort.

# Der stationäre Gang der Ärzte

Die Traditionelle Chinesische Medizin (TCM) ist die wichtigste Alternative zur modernen Medizin. Sie wird auf der ganzen Welt angewandt und ist wahrscheinlich die älteste Heilkunst überhaupt. Die TCM behandelt nicht nur Krankheiten und Wunden; sie will den Allgemeinzustand verbessern und die Langlebigkeit fördern. Mit anderen Worten: Sie dient auch der Vorsorge.

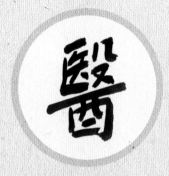

»Arzt«

Die TCM lehrt, dass die Energie im menschlichen Körper durch Meridiane fließt, die sich bis in die Fingerspitzen erstrecken. Auch die Fersen und Zehen sind mit mehreren dieser Leitbahnen verbunden.

Im Gegensatz zu den spirituellen Künsten legen die chinesischen Heilübungen auf Bewegung größeren Wert als auf Ruhe. Die Gehübungen stimulieren das Qi, so dass es stärker und vitaler fließt. Hände, Füße und Taille vollführen Bewegungen, die chinesische Ärzte sorgfältig ausgearbeitet haben.

Das Gehen ist eine sehr gute Form der heilenden Bewegung, denn es ist Menschen jeden Alters vertraut. Die meisten Menschen gehen jeden Tag. Die folgende Übung ist ein Beispiel für stationäres Gehen: Sie machen Schritte, kommen aber nicht voran. Vielleicht kommt Ihnen das seltsam vor, aber es ist im Grunde sehr praktisch. Sie brauchen dafür wenig Platz und können daher fast überall üben. Richtungswechsel gibt es nicht. Das stationäre Gehen eignet sich auch für ältere und leicht gehbehinderte Menschen.

Die TCM bevorzugt das stationäre Gehen, weil es ziemlich ungefährlich ist. Da Sie an Ort und Stelle bleiben, können Sie mühelos gemeinsam mit anderen üben. Es ist einfach, sich abzustützen, zum Beispiel auf einem Stuhl. Die Gefahr des Stolperns ist erheblich geringer, weil die Füße den Boden nicht verlassen. Von dieser Übung profitieren also die innere Energie und der physische Körper.

Der stationäre Gang der Ärzte 121

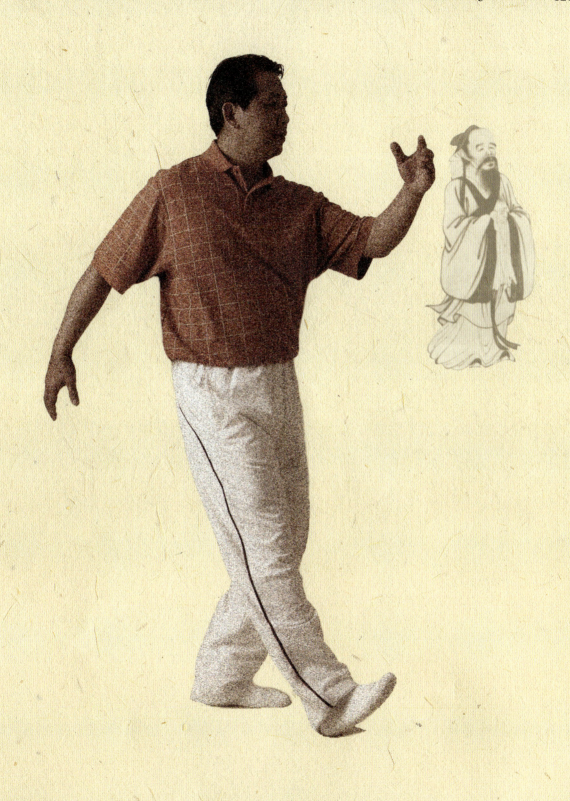

## Das Spektrum des Gehens

**1** Sie stehen gerade, die Fersen berühren sich. Die Arme hängen locker an den Seiten. Atmen Sie ruhig und tief, bis Sie bereit für die Übung sind.

Machen Sie mit dem linken Fuß einen Schritt nach vorne. Die Ferse bleibt auf dem Boden, die Zehen sind in der Luft. Drehen Sie den Körper ganz leicht nach links, und heben Sie den rechten Arm vor dem Rumpf. Atmen Sie dabei ein. Die rechte Hand zeigt zur linken, die linke schwingt ein wenig nach hinten. Das Gewicht ruht hauptsächlich auf dem rechten Bein.

**2** Schwingen Sie den linken Arm sanft und langsam nach vorne und den rechten nach unten. Setzen Sie gleichzeitig den linken Fuß ganz auf den Boden. Atmen Sie langsam und gleichmäßig aus.

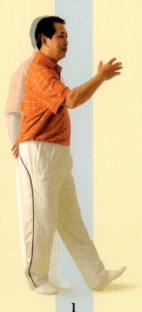

1

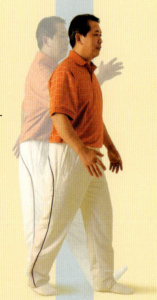

2

**3** Schwingen Sie den linken Arm nach oben, bis die Hand sich auf Kopfhöhe befindet. Der rechte Arm schwingt an der Seite vorbei nach hinten. Drehen Sie den Körper, bis Sie nach rechts schauen. Verlagern Sie Ihr Gewicht nach vorne, und heben Sie dabei die rechte Ferse.

**4** Schwingen Sie die Arme erneut, diesmal den linken nach unten und den rechten nach oben. Atmen Sie dabei langsam ein. Setzen Sie die rechte Ferse auf den Boden, und verlagern Sie Ihr Gewicht zurück auf das rechte Bein.

Der stationäre Gang der Ärzte

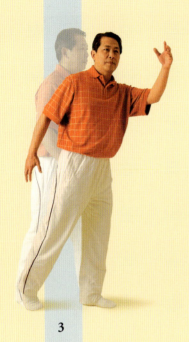

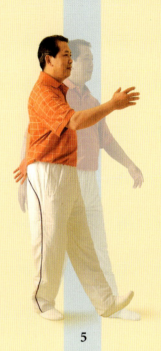

**5** Wenn der rechte Arm vollständig erhoben ist, ruht Ihr Gewicht hauptsächlich auf dem rechten Bein. Die linken Zehen sind angehoben, bereit für die Fortsetzung der Sequenz.

3

5

4

**Variante:** Diese Sequenz ist für Männer bestimmt. Die Variante für Frauen ist ein Spiegelbild.
Sie stehen aufrecht, die Fersen berühren sich. Machen Sie mit dem rechten Fuß einen Schritt nach vorne. Die rechten Zehen berühren den Boden nicht. Der linke Arm ist vorne erhoben, die rechte Hand schwingt nach hinten. Atmen Sie ein, wenn Sie die Arme bewegen.
Schwingen Sie nun den rechten Arm nach vorne und den linken nach hinten. Senken Sie den rechten Fuß ganz auf den Boden. Beginnen Sie gleichzeitig, langsam und gleichmäßig auszuatmen.
Schwingen Sie den rechten Arm nach vorne, bis die Hand hoch vor dem Rumpf schwebt. Vergessen Sie nicht, die linke Ferse anzuheben.

# Der Xing-Yi-Gang der Kampfkünstler

Diese Übung verdankt ihren Namen einer chinesischen Kampfkunst; ihre Wurzeln reichen jedoch noch tiefer in die Geschichte.

In einer Zeit, als Kriege in China nicht ungewöhnlich waren, blühte die Kampfkunst. Dabei wurden oft lange Waffen benutzt, zum Beispiel Speere, und die Soldaten, die damit umgehen konnten, bildeten eine Spezialtruppe. Oft waren diese Waffen unangenehm lang und schwer. Die Soldaten marschierten als kompakte Einheit nach vorne. Obwohl ihre Kampfkunst beschränkt war, konnte nichts sie aufhalten.

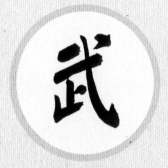

»Kampfkunst«

Angeblich entwickelte General Yueh Fei von der Sung-Dynastie für seine Soldaten eine militärische Disziplin. Seine Armee wurde zu einer herausragenden und mächtigen Kraft in der chinesischen Geschichte, und man erzählt, diese Disziplin sei der Grundstein der späteren Kampfkunst namens Xing Yi.

Irgendwann fiel den Kampfkünstlern diese militärische Ausbildung auf, vor allem das Üben mit langen Waffen, der wuchtige Sturm nach vorne, die einfachen und doch äußerst wirksamen Bewegungen sowie die vorzügliche Körperbeherrschung. Alle diese Tugenden interessierten sie sehr.

Das Wesen der militärischen Bewegungen wurde herausdestilliert und weiterentwickelt. Die Schritte und der Krafteinsatz wurden ausgefeilter und mit Philosophie, Atemübungen und chinesischer Medizin durchmischt. Dadurch verwandelte sich eine Kriegskunst in eine friedliche Kampfkunst. Das Ergebnis war eine neue Art des Gehens, die heute den Kern der sanften Kampfkünste bildet.

Obwohl die folgende Gehübung ein Nachkomme der militärischen Ausbildung ist, fördert sie die Gesundheit und die Langlebigkeit. Die Mitte sinkt immer noch ein wenig nach unten, aber der allgemeine Eindruck ist leicht und schwebend. Praktiziert wird die folgende Übung vor allem wegen ihres gesundheitlichen Nutzens.

Der Xing-Yi-Gang der Kampfkünstler 125

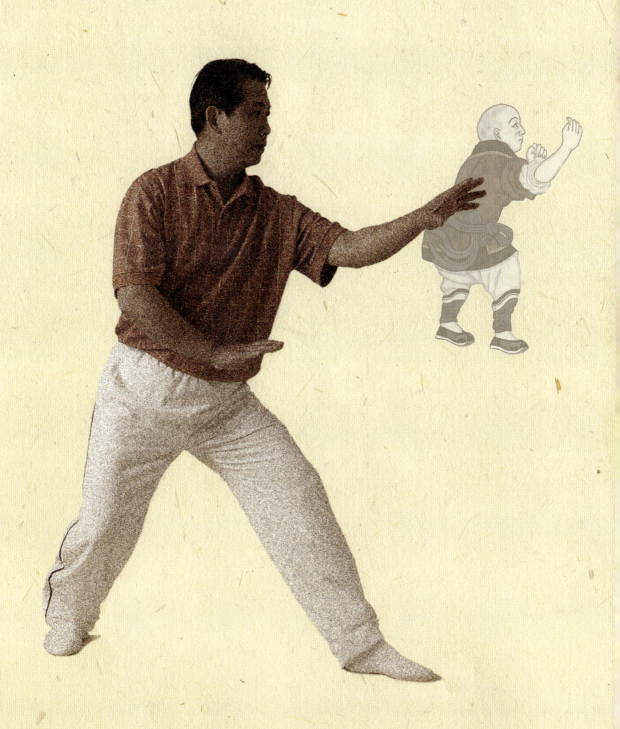

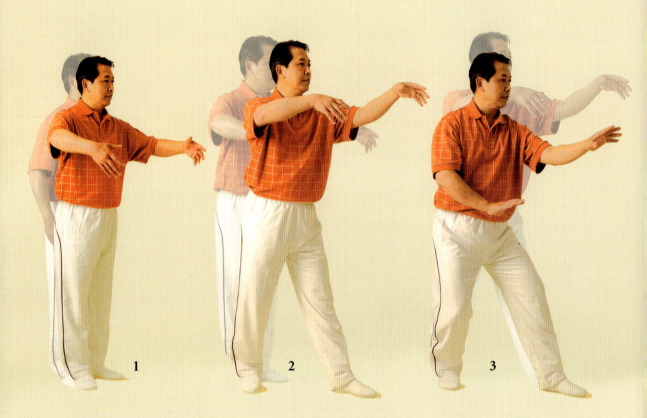

**1** Sie stehen aufrecht, die Arme hängen locker an den Seiten. Die Fersen berühren einander, aber die Fußspitzen sind ein wenig geöffnet. Schauen Sie nach vorne, und atmen Sie ruhig.

Schwingen Sie die Arme nach oben. Der linke Arm ist weiter vom Körper entfernt als der rechte; das heißt, der rechte Ellbogen ist stärker gebeugt als der linke. Drehen Sie den Körper gleichzeitig ein wenig nach rechts.

**2** Wenn die Hände sich etwa auf Schulterhöhe befinden, machen Sie mit dem linken Fuß einen Schritt nach vorne. Drehen Sie die Arme so, dass die Handflächen nach unten zeigen. Die Handgelenke bleiben locker. Die Schultern sollten sich nicht heben oder verspannen.

**3** Gehen Sie leicht in die Knie. Senken Sie den linken Ellbogen, bis die Hand sich etwa auf Schulterhöhe befindet. Senken Sie dann den rechten Arm, bis die Hand vor dem Bauch liegt. Jetzt sollten 60 % Ihres Gewichts auf dem rechten und 40 % auf dem linken Bein ruhen. Der Oberkörper bleibt aufrecht.

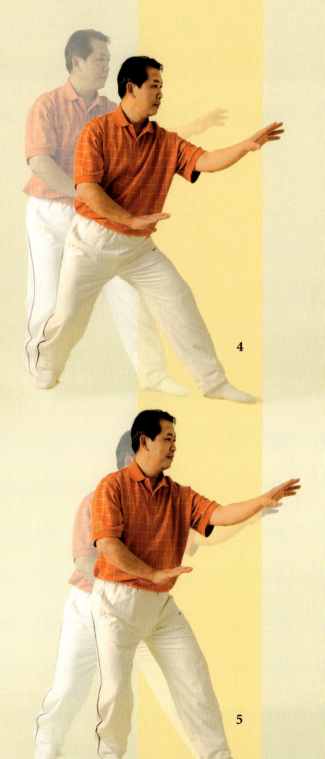

**4** Machen Sie mit dem linken Fuß wieder einen Schritt nach vorne, und neigen Sie gleichzeitig den Oberkörper in einer langsamen, aber kraftvollen Bewegung leicht nach vorne. Schauen Sie immer genau nach vorne.

**5** Führen Sie den rechten Fuß nach vorne, ohne seine Ausrichtung zu ändern. Der Rumpf kehrt in die aufrechte Haltung zurück (siehe Bild 3). Setzen Sie dann die Sequenz fort.

# Der sichere Gang der Seefahrer

China ist eine geografische Schatzkammer. Dort gibt es Wüsten, Sümpfe, Ebenen, Täler und vieles mehr. Je nach Umwelt sind Sitten und Gebräuche sehr unterschiedlich.

In Zentralchina spielt das Wasser eine wichtige Rolle, denn in dieser Region gibt es zahlreiche Flüsse und Seen. Viele Städte wurden neben oder sogar über Wasser gebaut, ähnlich wie Venedig. Dort sind zahlreiche Traditionen entstanden. Und diese Kultur des Schwimmens, Segelns, Fischens und Fährbootfahrens inspirierte die nachfolgend beschriebene Gehübung.

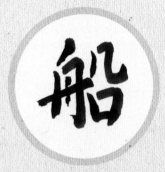

»Schiff«

Das Leben eines Fischers oder Fährmannes kann recht hart sein. Deshalb muss er gesund leben und essen. Sein Leben dreht sich hauptsächlich um sein Boot oder Schiff. Viele Seeleute leben mit ihren Familien auf ihrem Schiff und haben sich dieser Umwelt angepasst.

Die Ruhe des Meeres, der Flüsse und der Seen bietet ideale, natürliche Bedingungen für die Meditation. Das Leben in der Natur und unter wilden Tieren führt zu tiefer Einsicht und fördert das Philosophieren. Dank der vielen komplizierten täglichen Pflichten auf einem Boot oder Schiff lernen die Seefahrer dynamische Bewegungen schätzen. Das ständig schwankende Schiff lehrt sie, das Gleichgewicht zu bewahren. Und weil sie bisweilen lange auf Passagiere oder Fracht warten müssen, entwickeln sie Geduld und haben Zeit fürs Üben. Unter diesen wechselnden Umständen entstand diese Gehübung.

Der sichere Gang der Seefahrer 129

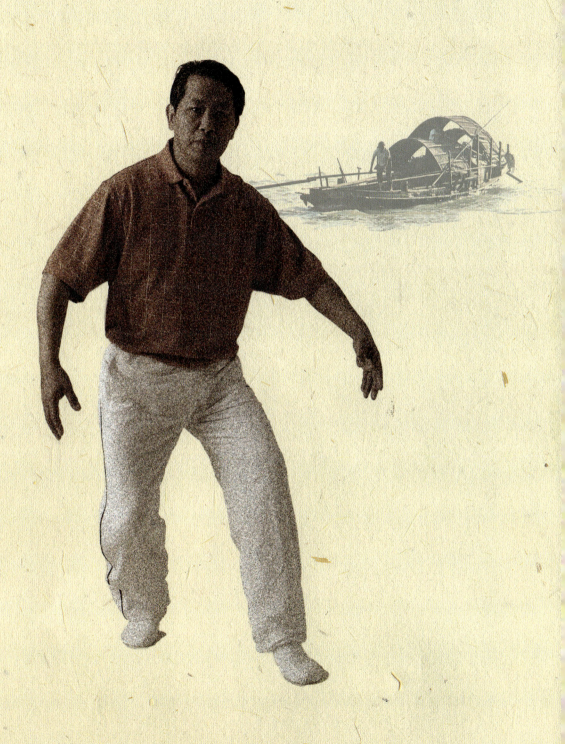

> **Hinweis:** Da es sich hier um einen freien Gang handelt, sind die Schritte nicht nummeriert.

Sie stehen aufrecht, die Fersen berühren sich, und die Füße bilden einen Winkel von 45 Grad. Die Arme hängen locker an den Seiten, die Handflächen zeigen nach innen. Der Abstand zwischen dem Rumpf und den Armen ist ziemlich groß. Die Finger sind gespreizt und natürlich gerade.

Beginnen Sie nun zu gehen. Stellen Sie sich vor, Sie stehen auf dem Deck eines Schiffes, das hin und her schwankt. Die Strömung ist stark, aber nicht wild.

Fangen Sie an, wie ein erfahrener Seemann zu gehen. Machen Sie sich mit dem Rhythmus der Wellen und dem schwankenden Schiff vertraut. Sie haben kein bestimmtes Ziel. Folgen Sie einfach dem Rhythmus des Schiffes. Bewegen und beugen Sie sich so, dass Sie nie das Gleichgewicht verlieren.

Sie können nach vorne oder seitwärts gehen, gelegentlich sogar rückwärts. Alle Richtungen stehen Ihnen zur Verfügung; aber wählen Sie klug. Diese Art des Gehens mag ungeordnet aussehen, ohne System und Struktur. Das ist jedoch ein Irrtum. Die Ordnung liegt innen.

Wenn Sie einen Schritt machen, können die Beine fast geschlossen oder etwas gespreizt sein. Machen Sie nie einen zu großen Schritt, und strecken Sie die Beine nie ganz. Die Knie müssen immer ein wenig gebeugt sein, damit Sie das Gleichgewicht nicht verlieren. Ein Seefahrer kennt seine Mitte und spielt mit seiner Balance.

Lassen Sie die Arme ein wenig im Rhythmus der Wellen schwingen. Sie bewegen sich instinktiv und helfen der Mitte, das Gleichgewicht zu bewahren. Die Arme sollten sich bewegen, als würden sie atmen.

Alles fließt und entwickelt sich von Augenblick zu Augenblick. Sie dürfen den Körper absenken oder anheben. Ihre Mitte bewegt sich ständig. Verteilen Sie Ihr Gewicht nicht gleichmäßig auf beide Beine, sondern lassen Sie es behutsam hin und her wandern.

Nutzen Sie die Geschmeidigkeit der Füße. Heben und senken Sie die Fersen oder die Zehen, um im Gleichgewicht zu bleiben.

Visualisieren Sie ein rhythmisch schwankendes Schiffsdeck. Sie brauchen nicht schnell zu gehen; niemand macht Ihnen Vorschriften, alles geschieht instinktiv und augenblicklich. Bewegen Sie sich nicht wild und ungestüm; konzentrieren Sie sich auf Ihre Mitte und Ihr Gleichgewicht.

Der sichere Gang der Seefahrer

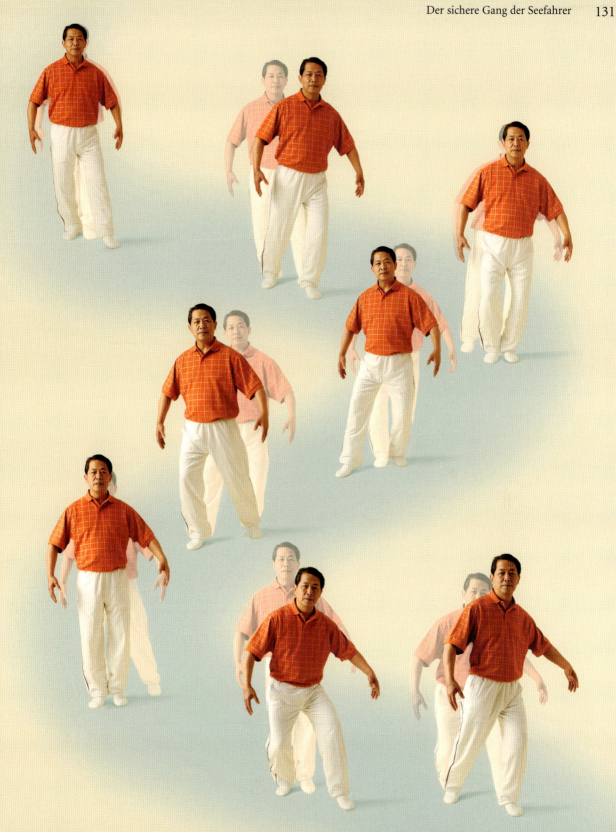

## Das Marschieren der Soldaten

Der Name dieser Übung spielt auf die formale Gangart der Soldaten an. Wie viele Begriffe der chinesischen Kampfkünste soll der Name dem Übenden helfen, sich besser an die Bewegungen zu erinnern.

In China war das Marschieren selbst in kriegerischen Zeiten unbekannt. Es gab zwar viele Schrittfolgen für Kampfhandlungen, und sie wurden genau studiert; doch über eine Gangart, die allein dem gleichmäßigen Marschieren einer Gruppe diente, wird kaum berichtet.

Der Vorteil dieser Übung ist ihre Einfachheit. Wie beim Wu Qi – das als wichtigste und natürlichste Standhaltung des Menschen gilt – handelt es sich hier um die ursprüngliche Gangart.

Die Einfachheit ist der Schlüssel zur Wirksamkeit. Das soll aber nicht heißen, dass der innere Energiestrom ebenfalls einfach ist. Verwechseln Sie diese Gangart also nicht mit dem modernen Marschieren – zwischen beiden besteht ein wesentlicher innerer Unterschied.

Soldaten marschieren, um kollektive Stärke zu demonstrieren und vielen Individuen einen gemeinsamen Rhythmus aufzuzwingen. Diese Übung will dagegen durch Druck, Bewegung und die korrekte Ausrichtung des Körpers den Qi-Fluss anregen.

Gehen Sie nicht schneller, nur weil Ihnen diese Gangart mühelos vorkommt. Gehen Sie in einem sanften und natürlichen Rhythmus. Ich habe diese Übung nach jahrzehntelangem Studium entwickelt.

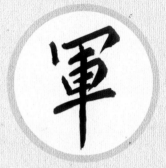

»Krieger«

Das Marschieren der Soldaten

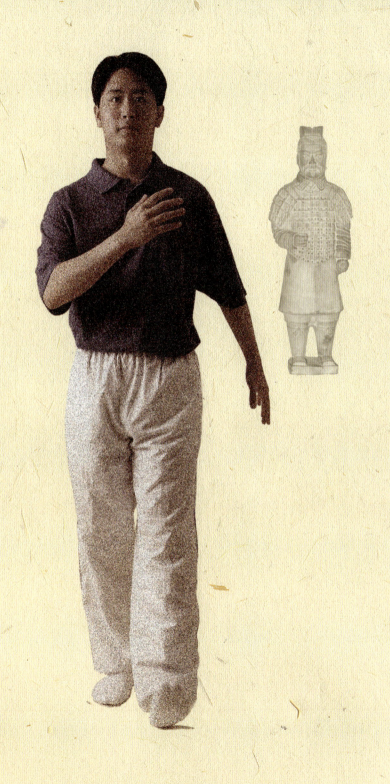

## Das Spektrum des Gehens

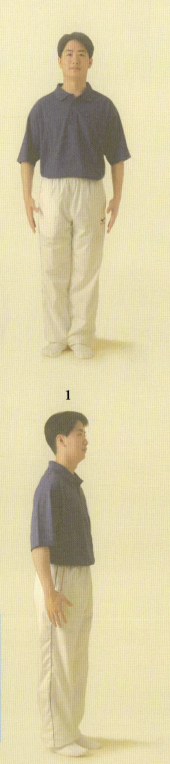

**1**

**1** Sie stehen aufrecht und schauen nach vorne. Die Fersen berühren sich, aber die Füße bilden einen Winkel von etwa 45 Grad. Die Arme hängen locker an den Seiten, die Handflächen zeigen nach innen. Die Finger sind leicht gespreizt und natürlich gekrümmt. Schultern, Ellbogen und Knie sind locker. Trotz des Namens dieser Übung dürfen Sie nicht militärisch stramm stehen. Atmen Sie ruhig und tief durch die Nase.

> Als **Variante** können Sie diese Übung auch diskontinuierlich machen: Halten Sie nach jedem Schritte eine oder zwei Sekunden inne, bevor Sie weitergehen.

**2** Machen Sie mit dem linken Fuß einen Schritt nach vorne. Beugen Sie dabei nicht die Knie, sondern lassen Sie die Beine natürlich gestreckt. Heben Sie gleichzeitig die rechte Hand vor der Brust hoch, und schwingen Sie die linke Hand nach hinten. Der rechte Arm darf dem Rumpf nicht zu nahe sein, und die rechte Hand muss die senkrechte Körpermittellinie überqueren. Der linke Ellbogen sollte ein wenig gebeugt sein.

Handgelenke, Ellbogen und Schultern bleiben entspannt. Der Schritt darf nicht so groß sein, dass das Bein sich beugt. Die linke Ferse bleibt auf dem Boden. Bewegen Sie nicht Ihre Mitte, und lassen Sie den größten Teil Ihres Gewichts auf dem rechten Bein ruhen.

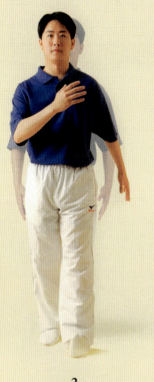

2

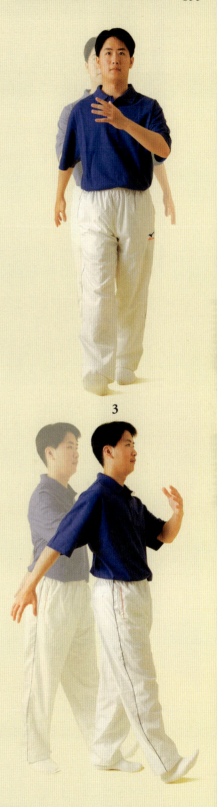

**3** Der Rest des linken Fußes berührt allmählich den Boden. Der linke Fuß drückt sanft, aber fest nach unten. Nutzen Sie diesen Druck auf die Fußsohle, um den rechten Fuß nach vorne zu führen und die Ferse aufzusetzen. Schwingen Sie die linke Hand nach vorne und die rechte nach hinten.

Auch hier ist es sehr wichtig, dass die linke Hand in Brusthöhe liegt und die Mittellinie des Körpers überquert. Bewegen Sie Ihre Mitte nicht seitwärts. Dies ist ein Spiegelbild von Bild 2.

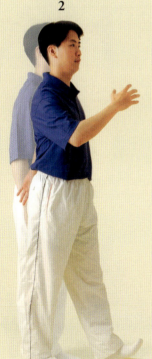

2

# Das Gehen im Kreis der »Großen Vollendung« (Da Cheng Chuan)

Diese letzte Gehübung ist recht anspruchsvoll, was die Haltung und die räumliche Koordination anbelangt. Sie gehen im Kreis, und darum ändert sich die lineare Ausrichtung ständig.

Dieses Gehen im Kreis hat der Großmeister Wang Xiang Zhai entwickelt. Er ließ sich dabei unter anderem von den so genannten Pa-Kua-Schritten inspirieren, die ein Achteck beschreiben, in dem der Übende sich bewegt und in die acht Richtungen dreht. Bei den Pa-Kua-Schritten stehen gerade Linien und sorgfältiges Kreuzen der Beine im Vordergrund. Unsere Übung ist jedoch fließender, denn hier nimmt ein Kreis die Stelle des Achtecks ein, und aus den Geraden werden Bögen. Wang Xiang Zhai setzte also mit dieser Übung andere Schwerpunkte und verfolgte einen anderen Zweck.

Diese Schrittfolge hat drei besondere Merkmale. Erstens beschreiben die Füße bei jedem Schritt einen Bogen. Zweitens gleiten die Füße über den Boden, als rutsche er auf Schlamm. Und drittens bewegen sich die Füße nach einem Muster, das im Taoismus »sieben Sternschritte« heißt. Wang Xiang Zhais Gehübung fasst diese drei Merkmale kunstvoll zusammen.

Diese Übung schult nicht nur die körperliche und mentale Koordination, sondern auch das Gefühl für die Richtung. Der Umfang des Kreises ist ziemlich flexibel; er hängt einfach vom vorhandenen Platz ab. Wenn nötig, beschreiben Sie einen kleinen Kreis. Sie können in die Mitte des Kreises einen Gegenstand legen, damit Sie sich leichter orientieren können.

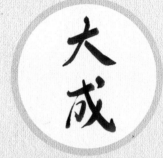

»Große Vollendung« (Da Cheng)

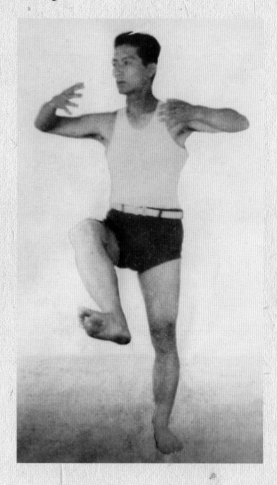

Professor Yu als junger Mann bei einer dynamischeren Form des kreisförmigen Gehens.

# Das Gehen im Kreis beim Da Cheng Chuan

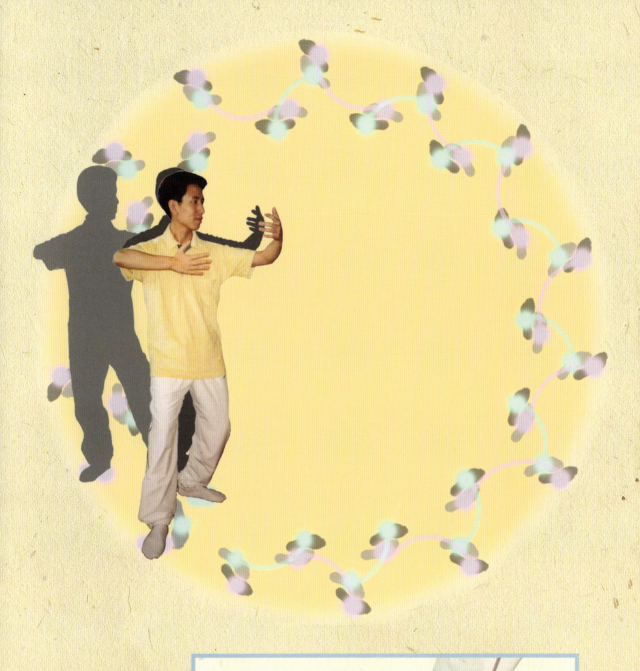

**Hinweis:** Schieben Sie den Fuß beim Gehen so flach wie möglich über den Boden.

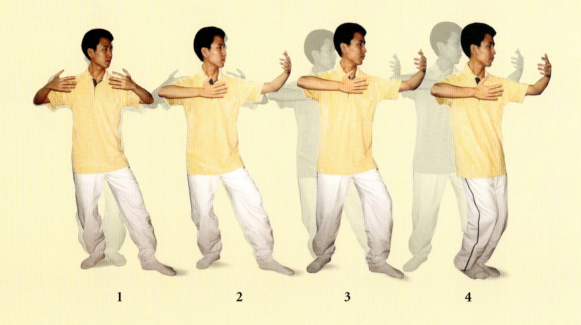

1  2  3  4

**Hinweis:** Bei dieser Sequenz beschreiben Sie einen Kreis gegen den Uhrzeigersinn.
Sie stehen aufrecht, die Fersen berühren einander. Schauen Sie nach vorne, entspannen Sie sich. Die Arme hängen locker an den Seiten. Heben Sie beide Arme vorne bis zur Höhe der Schultern. Beugen Sie gleichzeitig beide Knie deutlich. Die Handflächen zeigen nach innen, die Finger sind gespreizt und leicht gekrümmt.

**1** Drehen Sie den Kopf nach links, und verlagern Sie Ihr Gewicht hauptsächlich auf das rechte Bein. Machen Sie mit dem linken Fuß einen Schritt nach links außen. Der Körper und Ihre Mitte bewegen sich nicht.

**2** Drehen Sie den Körper ein wenig nach links. Die linke Hand entfernt sich weiter vom Rumpf, da der Ellbogen sich etwas streckt. Die rechte Hand bewegt sich nach innen zur Mittellinie der Brust hin.

**3** Verlagern Sie Ihre Mitte zum linken Bein hin. Dabei sollte der Körper sich weder nach vorne noch nach hinten neigen. Der Rumpf bewegt sich kaum.

**4** Während Sie auf dem linken Bein balancieren, führen Sie den rechten Fuß an den linken heran, so dass die Füße einander wieder berühren. Der rechte Fuß steht jedoch nur mit den Zehen auf dem Boden (siehe Seite 137). Beachten Sie, dass beide Knie unterschiedlich gebeugt sind.

Das Gehen im Kreis beim Da Cheng Chuan

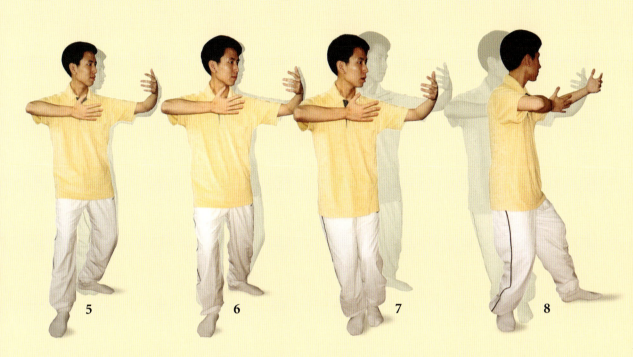

**5** Ihr Gewicht bleibt zum größten Teil auf dem linken Bein. Der rechte Fuß macht einen Schritt nach rechts in Blickrichtung.

**6** Verlagern Sie Ihr Gewicht nach vorne auf das rechte Bein, ohne die Blickrichtung und die Richtung des Körpers zu verändern.

**7** Führen Sie den linken Fuß nach vorne neben den rechten. Die linke Ferse bleibt angehoben.

**8** Drehen Sie das Gesicht und den Körper nach links, und machen Sie mit dem linken Fuß einen Bogenschritt nach außen in die gleiche Richtung. Kopf, Arme und Körper bewegen sich kaum. Wie weit Sie sich drehen, hängt davon ab, wie groß Ihr Kreis ist. Abgesehen von der anderen Blickrichtung ist diese Stellung die Gleiche wie in Bild 4. Wiederholen Sie nun die Sequenz, bis Sie den Kreis vollendet haben.

# Schlusswort

Dieses Buch hat Ihnen viele Schritte und Gangarten vorgestellt. Manche Bewegungen waren einfach, andere komplexer. Für Sie war es eine Entdeckungsreise oder eine lange Studienfahrt. Lassen Sie sich von den vielen Bewegungsformen nicht entmutigen. Alle Dinge, die großen wie die kleinen, müssen irgendwo anfangen.

Es kommt nicht darauf an, ob Sie jung oder in den besten Jahren sind. Ein Bauer bereitet sich immer auf den nächsten Winter vor. Das ist ein uralter, aber bewährter Brauch. Es ist einfacher, gesund zu bleiben und die Gesundheit zu fördern, wenn Sie sich wohl fühlen. Wenn Sie krank sind, brauchen Sie viel mehr Zeit und Kraft, um gesund zu werden, und manchmal ist es sogar zu spät.

Vorbeugen ist stets besser als Heilen. Vielleicht sind Sie jetzt noch jung und stark; aber es wäre unklug, sich deshalb nicht auf den unvermeidlichen Niedergang Ihrer Gesundheit in der Zukunft vorzubereiten.

## Die richtigen Schritte wählen

Viele Menschen fragen, welche Gehübungen die Besten für sie sind. Die Kunst des Gehens gleicht einem riesigen Labyrinth, in dem manche sich verloren fühlen. Vielleicht möchten auch Sie, dass Ihnen jemand sagt, was sich für Sie am besten eignet. Aber wenn Sie geduldig sind, finden Sie es mit der Zeit selbst heraus. Der beste Gang ist der natürliche. Lassen Sie sich von Ihrem Körper sagen, welche Schritte die Richtigen sind. Ihre Aufgabe besteht darin, zu lernen und gut zuzuhören.

Halten Sie sich aber nicht zu lange mit diesem Problem auf. Es ist wie bei der Jagd: Je wilder Sie die Beute verfolgen, desto schneller läuft sie weg. Chinesische Eltern erzählen ihren Kindern eine alte Fabel, eine Analogie mit einer metaphorischen Deutung. Wir können sie ganz wörtlich nehmen.

Diese lustige Geschichte, vom Philosophen Zhuang Tzu erdacht, lehrt uns, dass wir uns von den vielen Gehübungen nicht überwältigen lassen und unseren eigenen, natürlichen Gang nicht vernachlässigen dürfen.

---

### Gehende Füße

Da die chinesische Schrift auf Bildern beruht, werden viele Wörter und Ideen durch zwei oder mehr Symbole ausgedrückt, so dass der Leser abstrakte Bedeutungen erkennt, die ein einzelnes Symbol nicht darstellen kann. Nicht alle abstrakten Ideen werden bildhaft umschrieben; manchmal kommt ein phonetischer Bestandteil hinzu, der jedoch häufig keinen Anhaltspunkt mehr für die Aussprache liefert. Für »Gehen« und »Schritte« gibt es nur ein Zeichen. Ursprünglich waren es zwei Füße, die einen Schritt andeuteten. Daraus entwickelte sich mit der Zeit das moderne Zeichen.

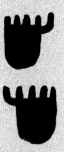

**Das älteste Symbol**
Als die Chinesen noch eine reine Bilderschrift benutzten, symbolisierten ein linker und ein rechter Fuß die abstrakte Idee »gehen«.

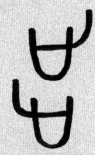

**Orakelknochen-Schrift** (Jia Gu Wen)
Hier sind die beiden Füße vereinfacht – nur die großen Zehen sind noch klar erkennbar. Einige kleine Zehen fehlen, und die Sohlen sind nicht ausgefüllt.

# Schlusswort

## Die Geschichte von Zhuang Tzu

### Gehen lernen in Han Dan

Ein junger Mann, der auf dem Land lebte, stolperte und stürzte oft, weil er zaghaft zu gehen pflegte.

Eines Tages erzählte ihm ein Unbekannter von der großen Stadt Han Dan, wo die Menschen richtig und anmutig gingen. Er riet dem jungen Mann, einige Zeit in dieser Stadt zu verbringen und das richtige Gehen zu lernen.

Der junge Mann befolgte den Rat und wanderte nach Han Dan. Dort sah er Menschen auf ganz verschiedene Art und Weise gehen. Er beobachtete sie genau und begann, sie nachzuahmen. Die Zeit verging, und die Leute in seinem Heimatdorf warteten auf seine Rückkehr. Schließlich kam der junge Mann nach Hause – doch zum Erstaunen der Leute kroch er auf dem Boden. Seine Beobachtungen hatten ihn so verwirrt, dass er jetzt gar nicht mehr gehen konnte!

## Tipps zum richtigen Gehen

Wir verbringen im Leben eine Unmenge Zeit mit Gehen. Darum ist der Lohn groß, wenn wir diese Zeit besser nutzen.

Nehmen Sie sich mehr Zeit. Ihr Terminkalender darf nicht zu voll sein. Gehen Sie nicht eilig. Sie sollten das Gehen genießen. Gehen Sie in einem natürlichen, angenehmen Tempo, und atmen Sie dabei entspannt und gleichmäßig.

Gehen Sie nach jeder Mahlzeit, wenn Ihr Terminplan es erlaubt. Wenn es draußen kalt, nass oder gefährlich ist, gehen Sie einfach in der Wohnung umher.

Das mag Ihnen anfangs lästig erscheinen; aber Sie werden bald merken, wie einfach und nützlich diese Methode ist.

Frauen können das Aussehen der Waden verbessern, indem sie beim Gehen mehr Gewicht auf den vorderen Teil der Füße verlagern. Um die Oberschenkel zu verschönern, verlagern Sie Ihr Gewicht beim Gehen mehr auf die Fersen.

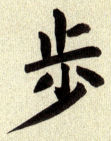

**Bronzeschrift** (Jin Wen)
Das obere Zeichen bleibt unverändert, das untere sieht ein wenig anders aus.

**Kleine Siegelschrift** (Xiao Zhuan)
Hier ist die Veränderung bereits ziemlich stark. Aber mit etwas Fantasie erkennt man noch eine gewisse Ähnlichkeit mit Füßen.

**Standardschrift** (Kai Shu)
Dieses Zeichen für »gehen« wird heute in der traditionellen und in der vereinfachten Schrift verwendet.

# Register

Alle Übungen sind illustriert. Kursiv gedruckte Seitenzahlen beziehen sich auf andere Abbildungen.

Arme 75
Ärzte 120–123
    Der stationäre Gang der Ärzte 120–123
    Schriftzeichen *120*
Atmung 24–43
    und Meditation 43
    natürliche 27
    Bauchatmung 30–31
    Brustatmung 28–29
    Ganzkörperatmung 32–33
    Häufigkeit des Übens 42
    umgekehrte 34–35
    Bauchatmung 38–39
    Brustatmung 36–37
    Ganzkörperatmung 40–41
    Häufigkeit des Übens 42–43
Bauchatmung 30–31
    umgekehrte 38–39
Bei Tao Yung 46
Beine 12, 13, 46, 75, 106
    Beinkreisen 60–61
    Kräftigung 48–53
    Oberschenkel 48–49
    Wadenmuskeln 50–53, 55
Bescheidenheit 46
Bewegung 74–75
Bodhidharma 116
Brustatmung 28–29
    umgekehrte 36–37

Buddhismus 116
    Der Vorwärtsgang der Buddhisten 116–119
    Schriftzeichen für Buddhist *116*
Qi 8–10, 58
    Schriftzeichen 8, 9, 24
Qi Gong
    Gehübungen 13
    Ursprung 10
chinesische Medizin 120
Da Cheng Chuan 10, 74–75
    Das Gehen im Kreis beim Da Cheng Chuan 136–139
    Das Marschieren der Soldaten 132–135
Demut 46
Der Bär 94–97
Der Pfau öffnet seinen Fächer 16–21
Der sichere Gang der Seefahrer 128–131
Der sorglose Gang der Taoisten 112–115
Der stationäre Gang der Ärzte 120–123
Der umgekehrte Gang der Unsterblichen 108–111
Der Vorwärtsgang der Buddhisten 116–119
Der Xing-Yi-Gang der Kampfkünstler 124–127
Eisschritte 82–87
Energie des Menschen 8, 19
Erde 106
Fisch 106

Frauen 141
Fundament 46
Füße 75
    Fußkreisen 60-61
*Ganzkörperatmung 32–33*
    *umgekehrte 40–41*
Gehen 13, 64, 74
    Das Gehen im Kreis beim Da Cheng Chuan 136
    Das Marschieren der Soldaten 132–135
    Der sichere Gang der Seefahrer 128–131
    Der sorglose Gang der Taoisten 112–115
    Der stationäre Gang der Ärzte 120–123
    Der umgekehrte Gang der Unsterblichen 108–111
    Der Vorwärtsgang der Buddhisten 116–119
    Der Xing-Yi-Gang der Kampfkünstler 124–127
    Die richtigen Schritte wählen 140–141
    Systeme 106–139
    Schriftzeichen 140, *140–141*
Gehen im Schlamm 136
Gesundheit 124, 140
Gleichgewicht 27, 34
Guan Tse 8
Hände 12
Herz 55
Kalligrafie (Schriftzeichen)
    Arzt *120*
    Buddhist 116

Qi 8, 9, 24
Große Vollendung *136*
Evolution 14,*14–15*
Gehen 140,*140–141*
Kampfkunst *124*
Lebewesen 12–13, *12*
Schiff *128*
Schritte 140,*140–141*
Taoist 112
Unsterblichkeit *108*
Kampf- und Kriegskünste 10–12, 47, 116
Xing-Yi-Gehen 124–127
Katzen 75
Kräfte der Richtungen 64–71
  auf und ab 66–67
  links und rechts 68–69
  vorwärts und rückwärts 70–71
Krieger (Schriftzeichen) *124*
Gong Fu 116
Langlebigkeit 124
Lao Tse 10, 64, 112
Lebewesen (Schriftzeichen) 12–13, *12*
Massagetherapie 13
Meditation 43
Militär
  Das Marschieren der Soldaten 132–135
  Krieger (Schriftzeichen) 132
Mitochondrien 24
Mitte 25–26, 58, 64–65, 75
Mo Ca 82–87
Muskeln
  Oberschenkeltraining 48–49
  sekundäre willkürliche Bewegungen 52–53

Waden 54
  als Blutpumpe 55
  Training 50–53
  willkürliche Bewegungen 52–53
Oberschenkeltraining 48–49
Ofen 24
Pa-Kua-Schritte 136
Pferdeschritt 47
Pyramiden 46
Reflexologie 13
Sauerstoff 25
Schiff (Schriftzeichen) *128*
Schritte (Schriftzeichen) 140, *140–141*
*Schrittstellungen 47–53*
*Seefahrer, Der sichere Gang der 128–131*
*Seitwärtsschritte 98–103*
*senkrechte Achse 66–67*
*Shaolin-Tempel 116*
*Shih Li 74*
*Sieben Sterne 136*
*Spatenschritte 88–93*
Spielzeug 46, *46*
Stille, innere 74
Sun Tse 74
Tai Qi Chuan 56, 76
Tan Tien 25–26, 64
  mittlerer 26, *26*
  natürliche Brustatmung 28–29
  umgekehrte Brustatmung 36–37
  natürliche Ganzkörperatmung 32–33
  oberer 26, *26*, 27
  umgekehrte Ganzkörperatmung 40–41
  unterer 26, *26*

  natürliche Bauchatmung 30–31
  umgekehrte Bauchatmung 38–39
  Unterzentren 26, *26*
Tao Te Ching 10, 64, 112
Taoismus 112, 136
  Der sorglose Gang der Taoisten 112–115
  Schriftzeichen *112*
Traditionelle chinesische Medizin 120
Tsou Pu 74–75
umgekehrte Atmung 34–35
  Bauchatmung 38–39
  Brustatmung 36–37
  Ganzkörperatmung 40–41
  Häufigkeit des Übens 42–43
Unsterbliche 108
  Der umgekehrte Gang der Unsterblichen 108–111
  Schriftzeichen *108*
Wadenmuskeln
  als Blutpumpe 55
  sekundäre willkürliche Bewegungen 52–53
  Training 50–53, 55
Wang Xiang Zhai 10–12, *11*, 24, 56, 75, 136
Wu Qi 56–59, 132
Yu Yong Nian *11*, 12, 49, 136
Yueh Fei 124
Zähme den Tiger 47
Zen-Buddhismus 43
Zhan Zhuang 10, 47, 64, 74
Zhang San Feng 76
Zhuang Tzu 140

## Über den Autor

Meister Lam Kam Chuen hat sein Leben den klassischen chinesischen Künsten geweiht. Er hat sie in den Westen gebracht und durch seine Bücher und Videos Millionen Menschen mit den einzigartigen Erkenntnissen der chinesischen Medizin vertraut gemacht.

Meister Lam wurde in Hongkong geboren und begann im Alter von elf Jahren, die Kampfkünste zu trainieren. Bei Meistern wie Lung Tse Chung und Yim Sheung Mo lernte er Choy Lee Fut, nördliches Shaolin-Gong-Fu, Eisenfaust und Tai Qi Chuan.

Er wurde Schüler von Professor Yu Yong Nian, dem weltbesten Kenner des Zhan Zhuang, der wirksamsten Form des Qi Gong. Heute ist er als autorisierter Vertreter dieser Tradition anerkannt.

Meister Lam kam 1975 in den Westen und scharte in Großbritannien und Europa viele Schüler um sich. Er hat ein Dutzend Bücher geschrieben, darunter seine bahnbrechende Qi-Gong-Trilogie *The Way of Energy*, *The Way of Healing* und *The Way of Power*.

Die von ihm gegründete Lam Association bewahrt und lehrt die klassischen Künste, die Gesundheit und Wohlbefinden fördern. Die Kontaktadresse lautet:

The Lam Association
1 Hercules Road
GROSSBRITANNIEN
London, SE1 7DP
*Telefon/Fax: 0044-20-7261-9049*
*Mobiltelefon: 0044-7831-802598*
Website: www.lamassociation.org

## Danksagungen des Autors

Für die Chance zu werden, was ich bin, danke ich zuerst den Meistern all der Künste, die ich gelernt habe. Sie hatten viel Geduld und waren wie Väter zu mir. Ich verdanke ihnen mein Wissen über diese Künste und meine Einsicht. Außerdem danke ich allen früheren Meistern, die zu den in diesem Buch vorgestellten Künsten beigetragen haben.

Sehr dankbar bin ich auch meiner Familie. Ihre Geduld und ihre Unterstützung waren wichtige Voraussetzungen für meinen Erfolg. Meine Frau Kaisin hilft mir seit Jahren in jeder Weise, so dass ich mich auf die Künste konzentrieren kann. Ich danke meinen Söhnen für ihre Bereitschaft, diese Traditionen und Künste fortzusetzen. Mein jüngster Sohn Tinhun hat sich für dieses Buch als Model zur Verfügung gestellt. Tinyu, mein mittlerer Sohn, hat mir beim Text sehr geholfen.

Bridget Morley, der Designerin, möchte ich meine Anerkennung ausdrücken. Wir haben schon oft zusammengearbeitet, und obwohl ich hohe Ansprüche an sie stelle, übertrifft sie immer meine Erwartungen.

Zum Schluss bedanke ich mich bei den Menschen, die dieses Buch möglich gemacht haben. Dies war meine erste geschäftliche Partnerschaft mit Alison Goff von der Octopus Publishing Group, und sie hat mich herzlich aufgenommen. Patrick Nugent hat dieses Buch richtungsweisend begleitet, so wie meine früheren Werke. Cindy Engel hat den endgültigen Text lektoriert, und Paul Forrester sorgte für die Fotos. Mein besonderer Dank gilt den vielen Menschen hinter den Kulissen.

**Bildnachweis:** Die Kalligrafie besorgte Meister Lam. Studiofotos von Meister Lam und Tinhun Lam von Paul Forrester. Fotos von Getty Images: 26 Richard H. Johnston, 63 Christian Michaels, 73 Gandee Vasan. Restliche Fotos: Meister Lam. Collagen: Bridget Morley.